孩子的注意力
90%可以靠营养改善

〔美〕詹姆斯·格林布拉特　　〔美〕比尔·戈特利布◎著

胡晓红◎译

北京科学技术出版社

本书仅供参考。它不打算替代您的医生的建议和护理，您应该在使用本书介绍的方法之前向您的医生咨询。因本书相关内容造成的直接或间接的不良影响，出版社和作者概不负责。

This translation published by arrangement with Harmony Books, an imprint of Random House, a division of Penguin Random House LLC

Copyright © 2017 by James Greenblatt, M.D., and Bill Gottlieb, CHC

Simplified Chinese translation copyright © 2021 by Beijing Science and Technology Publishing Co., Ltd.

著作权合同登记号 图字：01-2021-0411

图书在版编目（CIP）数据

孩子的注意力90%可以靠营养改善 /（美）詹姆斯·格林布拉特，（美）比尔·戈特利布著；胡晓红译. —北京：北京科学技术出版社，2021.7（2025.3重印）

书名原文：Finally Focused：The Breakthrough Natural Treatment Plan for ADHD That Restores Attention，Minimized Hyperactivity，and Helps Eliminate Drug Side Effects

ISBN 978-7-5714-1550-1

Ⅰ. ①孩… Ⅱ. ①詹… ②比… ③胡… Ⅲ. ①多动症 – 营养学 – 手册 Ⅳ. ① R741-62

中国版本图书馆 CIP 数据核字（2021）第 093088 号

策划编辑：杨 迪		电 话：0086-10-66135495（总编室）	
责任编辑：代 艳		0086-10-66113227（发行部）	
封面设计：昇一设计		网 址：www.bkydw.cn	
图文制作：天露霖文化		印 刷：河北鑫兆源印刷有限公司	
责任印制：李 茗		开 本：710 mm×1000 mm 1/16	
出 版 人：曾庆宇		字 数：246千字	
出版发行：北京科学技术出版社		印 张：14.25	
社 址：北京西直门南大街16号		版 次：2021年7月第1版	
邮政编码：100035		印 次：2025年3月第16次印刷	
ISBN 978-7-5714-1550-1			

定 价：69.00元

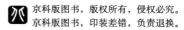

推荐序

多动症又称"注意缺陷多动障碍"，表现为与年龄和发育水平不相称的注意力分散和注意持续时间短暂、活动过度和冲动，常伴有学习困难、规则意识淡薄、难以适应集体活动和集体生活等表现。多动症一般起病于学龄前，患者在青春期甚至成年后仍有可能表现出相应症状，需要长期服用药物来治疗。该病严重影响患儿的校内和校外生活，而且容易导致患儿学习困难、行为问题突出和缺乏自信心。

多动症的症状不是一种，而是一组。多动症受多种因素影响，其中最主要的是遗传因素，易感基因在环境因素、营养因素等的作用下导致儿童发病。环境因素既包括自然环境，也包括分娩方式和喂养方式。营养因素包括食物种类和肠道菌群等。

十多年来我们一直致力于多动症病因的研究，发现该病的发作与食物种类和肠道菌群密切相关。通过饮食干预，也就是避免患儿摄入不耐受的食物（最常见的不耐受食物是牛奶、鸡蛋、小麦和高糖食品），患儿的行为、情绪、认知能力以及规则意识能得到明显改善。通过检测肠道菌群和短链脂肪酸，有针对性地调节肠道菌群，绝大多数患儿可以拥有正常的生活，免受神经控制类药物的伤害。

不过，多动症是一种病因复杂的难治性疾病，并非所有患者都能通过非药物疗法控制症状，一些患者仍然需要通过服用药物来治疗。

　　格林布拉特博士在这本书中抽丝剥茧、娓娓道来，为患儿家长细致地介绍了多动症的病因，以及非药物疗法、药物疗法和行为疗法。第一次看到格林布拉特博士的书稿时，我非常兴奋，就像遇到了老朋友——我们虽然身处不同的国度，但是做着相同的工作，得到了大体一致的研究结果。我立即联系了胡晓红博士，让她把书稿翻译成中文，因为胡博士一直和我一起研究和治疗多动症，是国内该领域的专家。感谢胡博士的辛勤付出。我相信，将有越来越多的患儿及其家长受益于这本书。

许鹏飞

中日友好医院儿科主任医师

2021 年夏天于北京

目　录
CONTENTS

前　言 / 1

第一部分 加减治疗计划

第 **1** 章 ｜ 神奇的矿物质 / 16

第 **2** 章 ｜ 平衡脑电波，提高专注力 / 30

第 **3** 章 ｜ 消除暴躁、愤怒和攻击性的突破性自然疗法 / 41

第 **4** 章 ｜ 平衡的铜锌，正常的行为 / 54

第 **5** 章 ｜ 治愈肠道，助力大脑 / 67

第 **6** 章 ｜ 可能对多动症儿童有害的食物 / 87

第 **7** 章 ｜ 强化脑细胞，减轻多动症 / 105

第 **8** 章 ｜ 添加蛋白质，解决糖造成的问题 / 117

第9章 | 药物的天然替代品 / 131

第10章 | 有益的生活方式：深度睡眠和定期锻炼 / 145

第11章 | 提高注意力，一次一呼吸 / 162

第二部分 药物疗法与行为疗法

第12章 | 治疗多动症的药物 / 176

第13章 | 行为疗法 / 194

参考文献 / 206

致　谢 / 222

前　言

加减治疗计划为什么有效，
以及如何让它发挥作用

"您改变了我的孩子和我的家人的生活。"

这是辛西娅发给我的电子邮件中的话。辛西娅的儿子，10 岁的迈克尔患有俗称"多动症"的注意缺陷多动障碍（英文简称"ADHD"）。（本书中所有患儿及其父母的名字均为化名。）

"迈克尔表现得非常好。事实上，自从我们听从了您的建议，他就变得与从前不同了。

"接受治疗之前，迈克尔三年级学期末的数学成绩和阅读成绩百分位①仅为10%，而且，他的执行功能中的计划、组织和完成任务的能力的百分位为 1%。换句话说，他的执行功能糟得不能再糟了。

"在三年级的家长会上，迈克尔的老师或多或少地暗示我们，迈克尔在学业上注定不会成功。在这一年里，迈克尔因不良行为写了 18 篇检讨书。

"但是，使用了您推荐的服用营养补充剂和改变饮食的方法，尤其是避免摄入乳制品后，迈克尔现在的数学成绩和阅读成绩百分位提高到了 70%，他的执行功能百分位达到了 100%。

---

①成绩百分位指考试成绩在全体考生中的排名。例如，考生的成绩百分位为 99%，意味着他的成绩高于 / 等于 99% 的参加统一考试考生的成绩。——译者注

"在四年级的家长会上，迈克尔的老师告诉我们，迈克尔是一个处于中上水平的学生，一个可爱、风趣、聪明的孩子，迈克尔的老师很高兴成为他的老师。在这一年里，迈克尔只写了一篇关于行为问题的检讨书。"

最后，辛西娅写道："再一次，谢谢您所做的一切。"

与此类似的故事还有很多——发现并避免引发多动症症状的饮食因素，用营养补充剂调节营养缺乏引起的脑内物质失衡，最终使饱受多动症折磨的患儿摆脱痛苦，恢复"可爱、风趣、聪明"的真实模样。

上述情况经常发生，因此我坚信迈克尔会收获圆满的结局——症状被控制，生活充满了无限可能。这种圆满的情况也会发生在你的患有多动症的孩子身上，或者发生在你身上，如果你是患有多动症的成年人。

作为儿童精神病医生和整合精神病医生，我有着30多年的治疗儿童和青少年多动症的经验。在这30多年里，我已经深刻了解了关于多动症的基本事实。

多动症不是一种"行为问题"或"纪律问题"，而是一种由神经、营养、遗传和环境等因素引起脑内物质失衡的医学方面的障碍，这种障碍引起了行为失衡。

作为一名整合精神病医生，我不会只通过药物来控制多动症的症状，而会通过排查和检测来发现引起多动症的根本原因，先使用自然疗法解决致病因素，必要时才使用药物疗法。即使让患儿服用一种治疗多动症的药，我也会结合使用有效的自然疗法，让患儿既能缓解症状又免受药物副作用的影响。

作为一名整合精神病医生，我不会采取一刀切的治疗方法，因为它不起作用！每名多动症患者，无论是儿童、青少年还是成年人，都有其独特的或缺乏或过量的脑内物质失衡的问题。解决这些缺乏或过量的问题需要患者增加需要的物质，减去不需要的物质，这就是加减治疗计划的全部内容。

对迈克尔来说，乳制品中的蛋白质（酪蛋白）会引发多动症的症状，于是我们把乳制品从他的饮食中去除，这是第6章提到的"减法"。就像几乎所有的多动症儿童一样，迈克尔也有镁缺乏的问题，因此我们让迈克尔服用一种营养补充剂来解决镁缺乏的问题，这是第1章提到的"加法"。

我虽然已经成功地运用加减治疗计划治疗了上万名多动症患者，但是仍然感到遗憾，因为仍有数百万多动症患者在苦苦寻找治疗多动症的方法。根据美国疾病控制与预防中心的数据，4~17 岁儿童和青少年中有 11% 的被诊断患有多动症，人数超过 600 万。另有 800 万成年人患有多动症，其中仅有 20% 的患者接受了治疗。

我之所以写这本书，是想尽可能多地帮助这些患多动症的儿童、青少年以及成年人缓解症状。但是，在此之前，我想让你知道有关引起多动症症状的根本原因的最新科学知识，以及加减治疗计划能缓解这些症状的原因。

本书是有效控制多动症症状的工具，在开始阅读之前，你应该了解一下如何使用这本书。

一种障碍，多种名称

关于多动症最重要的一点是，它不是一种疾病，而是一种障碍或综合征，或者说是一组症状。

多动症的症状主要表现在行为方面，可能使患者在家里、学校里或工作中，与家人、同学、朋友或同事产生问题。

但是，这些引起问题的症状往往只是非常活泼的个性的表现。患有多动症的未成年人和成年人都精力充沛、有创造力、富有直觉，对他们感兴趣的事物充满激情，拥有巨大的优势和天赋。患有多动症的名人有亿万富翁理查德·布兰森（Richard Branson）、普利策奖获奖作家凯瑟琳·埃利森（Katherine Ellison）、喜剧演员吉姆·卡里（Jim Carrey）和 6 次获得托尼奖的演员奥德拉·麦克唐纳（Audra McDonald）。

但是，就像在饮用过多的情况下水会对人造成伤害一样，多动症给人带来的过度的特质（如精力过剩、不切实际、需要新的体验以及渴望冒险）可能对个人的成长、人际关系和做事效率产生不利影响。

多动症有以下 3 种主要症状，就像父母或老师经常描述的那样。如果你的孩子患有多动症，或者你本人患有多动症，我想你一定熟悉其中的一种或多种症状。

注意力不集中。

即使直接对着她说话，她也不听。无论做家庭作业还是玩游戏，他都很难坚持做完。她没有条理，做事混乱。他不断丢东西。她很健忘。他不注意细节，犯了很多看似"粗心"的错误。她不喜欢做需要保持专注的事情。他很容易分心。

多动。

她坐立不安，不断地扭动身体。他总是忙个不停。无论在学校还是在餐厅，她都不能安静地坐在自己的座位上。他总是不分场合地跑来跑去。她不停地说话。他不能安静地玩耍。

冲动。

你还没讲完问题，她的答案就脱口而出。同别人玩游戏时他根本等不及轮到自己的时候。当你和他人交流时，她会打断你，或者以其他方式打扰你。他暴躁、易怒或有攻击性。她不能为了更有价值的长远结果而放弃眼前的快乐。

上述症状并不新鲜。早在一个多世纪以前，医生就开始试图辨别上述症状并为它们命名，当然名称通常是贬义的。

1902 年，上述症状被称为"道德控制缺陷"（Defective Moral Control），换句话说，有上述症状的孩子是"坏"孩子，这种观点直到今天仍然非常普遍。

20 世纪 20 年代，上述症状被称为"躁动综合征"（Restlessness Syndrome）。

20 世纪 30 年代，脑炎（各种病原微生物感染脑组织所引起的炎症反应）在世界范围内流行之后，科学家把上述症状称为"脑炎后行为障碍"（Post-Encephalitic Behavior Disorder）。

20 世纪 40 年代，最流行的术语是"儿童脑损伤"（Brain-Injured Child）。

20 世纪 50 年代，这一术语被改为"轻微脑损伤"（Minimal Brain Damage）。

20 世纪 60 年代，随着越来越多科学家质疑每名有症状的儿童都有大脑"损伤"的情况，这一术语变成"轻微脑功能失调"（Minimal Brain Dysfunction）。

1968 年，这种障碍首次纳入《精神疾病诊断与统计手册》（*The Diagnostic and Statistical Manual of Nental Disorders*，以下简称"DSM"，是美国精神卫生领域的专业人员使用的对精神疾病进行分类的标准手册），其名称变得更正式——"儿童多动反应"（Hyperkinetic Reaction of Childhood）。

1980 年，注意力不集中也被视作这种障碍的部分症状，在 DSM 中，这种障碍的名称变成"注意缺陷障碍"（Attention Deficit Disorder），其"亚型"包括伴有多动的注意缺陷障碍、无多动的注意缺陷障碍和其他类型的注意缺陷障碍。

1987 年，DSM 把这种综合征命名为"注意缺陷多动障碍"（Attention-Deficit Hyperactivity Disorder，即我们熟知的"多动症"），没有列出亚型。

2000 年，DSM 列出了多动症的 3 种类型：混合型多动症（症状包括注意力不集中和多动）、注意力不集中型多动症、多动型多动症。

2013 年，这种障碍在 DSM 中的名称依然为"注意缺陷多动障碍"——鉴于其长达一个世纪的更名史，这是一个惊人的进步。

为什么多动症有这么多名称？

答案很简单，因为过去的科学家和临床医生不清楚多动症症状产生的原因。这些症状是由道德缺陷引起的……不对。这些症状是由病毒感染引起的……不对。这些症状是由脑损伤引起的。长达一个世纪的误解导致了这些错误名称的出现。

但在 20 世纪 90 年代中期，多动症出现的原因成为科研领域注意的重点。在过去的几十年里，科学界涌现出了一万多篇关于多动症的科学论文。这些新的研究结果坚定地认为多动症是一种由神经、营养、遗传和环境因素引起脑内物质失衡，从而引发行为失衡的障碍。

接下来，让我们仔细了解一下目前科学家认为的引起多动症的原因。之后，我们来看一看加减治疗计划是如何从原因出发帮助患儿控制症状的。

一种障碍，多种原因

引发多动症的原因不止一种。相反，多种因素可引起多动症的症状。有些患儿的症状是由一种因素引起的，而有些患儿的症状可能是由多种因素引起的。下面是 4 种最根本的因素。

遗传因素

对许多多动症儿童来说，患上多动症有遗传方面的因素是显而易见的事实，因为 50% 的患儿的父母也患有多动症。科学家当然没有忽视多动症的遗传性，他们认为 75% 的患者的致病因素包括遗传因素。换句话说，每 4 名多动症患者中就有 3 名携带的基因不同于未患多动症的人的基因。

涉及的基因主要是控制神经递质（在神经元之间传递信息的化学物质）的基因。

具体来说，就是控制多巴胺和去甲肾上腺素的基因。多巴胺和去甲肾上腺素是调节注意力或专注力，使人产生愉悦和被奖赏的感觉的神经递质。充足的多巴胺能使人集中注意力，产生愉悦的感觉——大多数人试图以各种方式，比如从一份能带来成就感的工作中或者从能带来短暂欢愉的美食或性中，不断反复获得这种感觉。

美国国家药物滥用研究所的一项研究表明，受基因的影响，多动症患者体内的多巴胺受体很少——受体越少，注意力不集中的症状就越严重。因此，大多数治疗多动症的药物是通过提高大脑中多巴胺的水平而发挥作用的。

美国威尔康奈尔医学院的临床精神病学教授理查德·弗里德曼（Richard Friedman）博士认为，"与未患多动症的人相比，多动症患者的大脑的奖赏回路迟钝，因此他们对大部分的日常生活感到乏味和无趣。为了补偿缺失的愉悦感，他们会被新的和令人兴奋的体验吸引，并且会在面对严密的体系（这正是现代社会的特点）时变得非常没有耐心和躁动不安"。

神经因素

与未患多动症的人相比，多动症患者不仅有不同的基因，还有不同的大脑，不同的发育中的大脑。

多动症儿童大脑中的某些区域平均小于未患多动症儿童的大脑中相同的区域。这些区域负责控制人的注意力、冲动行为和执行功能（包括规划、组织、关注和完成任务的能力）。多动症儿童的大脑并非永远比其他儿童的大脑小，只是落后于正常发育的大脑 2~3 年，最终会发育正常。这是多动症症状在青春期会减少或消失的原因之一。

与未患多动症的儿童的大脑相比，多动症儿童的大脑中的上述区域在代谢方面也不那么活跃——多动症儿童的脑血流少，大脑能够利用的"燃料"血糖就少，因此脑细胞难以获得达到自身最佳状态所需的物质。

除了大脑"小"一些，大脑得到的氧气和血糖少一些，多动症儿童的大脑与未患多动症儿童的大脑之间还有一个更大的区别，那就是脑电波不同。

我们往往把大脑想象成一块海绵状的物质。事实上，大脑更像一个大灯泡，里面充满了神秘、多维的光线，也就是一系列脉冲电波，如 α 波、β 波、δ 波、θ 波。这些脑电波传递着神经元发出的信息，联系大脑各区域以使人产生各种体验。事实上，脑电波对体验来说十分重要。毫不夸张地说，有脑电波就意味着活着：如果没有脑电波，一个人就会在法律意义上被认定为死亡。

80%~90% 的多动症儿童的两种脑电波会出现异常的情况——θ 波多，β 波少。θ 波这种慢波一般在人做梦、疲倦或无精打采时出现，而 β 波这种快波一般在人注意力集中、警觉和精力充沛时出现。

上述科学研究的结果再次证实了多动症不是一种行为或纪律问题，而是一种与遗传、神经等因素有关的障碍。在我看来，这些新的科学研究结果为多动症患者带来了希望，使人们明白多动症不是一种性格缺陷，也不是"坏"孩子或"坏"父母的标志。

环境因素

当我们谈论"环境"时，我们通常会想到自然环境和污染。但是，医学专家用"环境"一词时，通常指身体和精神以外的致病因素。

例如，居住在城市里的孩子更容易患上多动症。一项研究表明，孕妇暴露于被污染的空气中会增高孩子患多动症的风险，而家庭条件较差的孩子患多动症的风险更是增高了一倍。一篇发表在《环境研究》（*Environmental Research*）上的研究报告表明，尿液中双酚 A（一种存在于塑料中的环境激素）水平较高的儿童更有可能患上多动症。引起脑内物质失衡的因素有很多，有毒的环境就是其中之一。

环境还包括家庭和学校。例如，一个孩子在一间有 35 名学生和 1 名老师的教室里是"多动的"，但在一间有 12 名学生和 2 名老师的特殊教育教室里可能表现正常，因为在后面这种环境中，他那少见的活力和干劲不会被一张课桌所束缚。在一项关于多动的研究中，研究人员分析了 63 项关于多动症的研究的数据后发现，未成年人和成年人在面临具有挑战性的"环境因素"时多动的症状最严重。

营养因素

在引发多动症的 4 种根本因素中，营养因素是以前的医生最容易忽略的一个因素。但我发现，解决营养失衡的问题能够在极大程度上缓解多动症的症状，使患儿的行为举止奇迹般地变好。

本书许多章节的内容都与营养有关。例如，你会看到，90% 的多动症儿童缺乏营养神经的矿物质镁，从而难以保持专注、暴躁、焦虑，以及出现睡眠问题和其他多动症症状。你会了解到，富含色素的植物的提取物如何平衡脑电波，ω-3 脂肪酸如何强化脑细胞，以及去除饮食中的乳制品和小麦制品为何能缓解多动症症状。

要点。营养均衡的大脑就是"平衡"的大脑。

美国哈佛大学医学院精神病学教授雅尼娜·加勒（Janina Galler）博士历经 40 多年所取得的一系列具有里程碑意义的研究结果，充分地说明了营养不良与多动症症状之间的关系。

加勒博士以来自巴巴多斯的、在婴儿期因"中度到重度"营养不良至少住院一次的儿童为研究对象，不仅研究了这些儿童在婴儿期的情况，还对他们在接下来 40 年里的健康和生活进行了跟踪研究，并在他们 5~11 岁、11~17 岁和 37~43 岁时进行评估，发现与营养良好的同龄儿童相比，营养不良的儿童有以下特点。

- 智商更低。50% 的营养不良儿童的智商低于 90，而仅有 17% 的营养良好儿童的智商低于 90。

- 集中注意力的时间更短，不专心和坐立不安的情况更多，记忆力更差。60% 的营养不良儿童有上述症状，而仅有 15% 的营养良好儿童有上述症状。

- 在学校成绩更差。营养不良儿童的阅读、数学、科学、艺术、手工以及许多其他学科的成绩比营养良好儿童的差。

- 社交方面表现更差。人际交往能力（比如交朋友、与家人和睦相处）的测试分数比营养良好儿童的低。

- 攻击行为更多。

- 执行功能（规划、组织和完成任务的能力）比营养良好儿童的差。

- 更容易发脾气或像小孩子一样哭泣。

这些问题大多会持续到青春期，然后到成年，到 40 岁以后。

我认为任何人都不应该遭遇这样的命运，特别是有这么多简单的方法可以消除引起多动症的营养缺乏。

未曾得到治疗的多动症患者的痛苦

迈克尔的故事有一个圆满的结局。

但是，仍有数百万的儿童、青少年和成年人的多动症未曾得到治疗，他们的故事或许不那么圆满。

未曾得到治疗的多动症儿童往往在学校表现不佳，近50%的多动症儿童曾经被停学。他们要面对更多的家庭问题，拥有的朋友更少。他们会因行为不良而被无情地批评，他们的自尊水平会骤然下降。

未曾得到治疗的青少年更容易做出冒险行为。与未患多动症的同龄人相比，他们更有可能吸烟、危险驾驶并发生事故，过早地发生性关系。30%的患多动症的青少年在高中辍学，而仅有10%的未患多动症的青少年在高中辍学。

未曾得到治疗的成年人容易注意力不集中和坐立不安，并且很难有条理地生活以及步入正轨。他们在工作中经常表现很差，与配偶分居或离婚的概率会翻倍。他们更容易焦虑和抑郁，更有可能对烟草上瘾。

如果你是患有多动症的儿童或青少年的父母，或者你本人就是多动症患者，那么本书将为你提供有效的治疗方法，这些方法就在加减治疗计划中。

如何使用本书？

本书就像一张长长的处方，它能提供你所需的所有背景知识和实用指南，让你充满信心地对待你的孩子或者你自己。有了本书，再加上你的努力，多动症的症状将有效地被消除。

作为治疗多动症的实用手册，本书会教你如何平衡脑内物质，从而改善各种不当的行为。

我知道，要使本书在你忙碌的生活中真正发挥作用，治疗方法必须简洁、清楚和有效。本书中的所有建议都不是难以做到的或需要花费很长时间的。我会带你逐步学习已经被上万名患者验证过的方法。本书的第一部分由加减治疗计划所包含的11种疗法组成。加减治疗计划中的所有疗法都是简单且有科学依据支持的。加减治疗计划不包含任何在我30多年来治疗儿童多动症的经历中未被证明有效的内容。

本书的第二部分融入了我自己对药物疗法和行为疗法的独特认识，药物疗法和行为疗法是多动症的两种常规治疗方法。以下是运用加减治疗计划的关键。

自己做决定。

虽然我用"处方""手册""指南"等词来描述我的书，但是我在本书中提供得最多的是"建议"。我会描述每一件需要做的事情的细节，但不会"告诉"你应该做什么。你要自己决定怎么做。你只有全身心投入——充分发挥你的智慧、投入你的感情并且目标坚定，变化和疗效才会真正显现。你要思考和尝试，要在确定加减治疗计划中的建议确实适合你的孩子或你自己之后才采纳建议和切实执行。（当然，我已经用这些方法帮助患儿及其父母30多年了，所以我希望你能像我一样感受到它们不可抗拒的魅力。）

可以与健康领域的专家合作。

你可以安全有效地自行使用加减治疗计划中的方法，这是一本写给愿意面对多动症的患儿父母和患有多动症的成年人的书。但是，在治疗多动症的过程中，与一名或多名健康领域的专业人员（包括主治医师，而且，如果使用药物疗法，那就必须向主治医师咨询）合作对你来说非常有帮助。

此外，正如你所看到的，每一章的疗法都有大量的科学依据作为理论支撑。

每一章就像一级台阶，其中的疗法要逐个使用。

加减治疗计划中的11种疗法是按照最有效的使用顺序出现的：第一步使用的疗法放在第1章，最后一步使用的疗法放在第11章。为了得到最快、最可靠的效果，我建议你从第1章开始逐章阅读本书，并判断每种疗法是否适合你的孩子或你自己。某些多动症患者可能只需要使用前3章的疗法就可以完全控制症状，而某些患者可能需要使用加减治疗计划中的更多疗法。

我的所有患者都会先拿到一张补充镁的处方，镁是一种营养神经的矿物质。镁缺乏折磨着90%的多动症患者，会引发一系列多动症症状，如坐立不安、注意力不集中、暴躁、有睡眠问题以及焦虑等。患者补充镁1个月后，这些症状就会减轻或消失。镁还可以预防或消除治疗多动症的药物的副作用（我在第1章中对此进行了详细地说明）。简单的举动可以收获最大的效果。这就是补充镁作为加减治疗计划的第一步的原因。我想让患者尽快看到效果。

第2章介绍的疗法是补充寡聚原花青素（以下简称"OPCs"），这是一种疗效显著的植物提取物，可以平衡脑电波和提高注意力。

第 3 章提到的是另一种营养素，它通常会产生显著的效果，它就是锂。锂是一种存在于水和土壤中的矿物质，我让患者服用的锂补充剂不是用来治疗双相情感障碍的大剂量的药用碳酸锂，而是小剂量的作为营养素的锂。对大脑来说，小剂量的锂是有效恢复其功能的滋补品，许多多动症患者都缺乏锂，特别是那些暴躁、愤怒和有攻击性的患者。

接下来的步骤是解决显著影响大脑功能的生化物质失衡问题。第 4 章讨论了铜 / 锌失衡的问题；第 5 章讨论了肠道菌群代谢的副产品过量的问题；第 6 章讨论了食物敏感和食物过敏的问题。上述问题往往会使 10 岁及以下儿童的脆弱的大脑发生物质失衡的问题。要发现这些失衡的问题需要让患者做一些检查。但是，即使你不能完全确定是失衡引起了多动症，也可以使用上述章节提供的简单和安全的治疗方法。

第 7 章至第 11 章介绍了加减治疗计划中的其他重要疗法。第 7 章介绍了能够强化脑细胞的细胞膜（脑内信息交流的场所）的 ω-3 脂肪酸。第 8 章介绍了经常摄入蛋白质来滋养大脑的重要性。事实上，只需在含糖的零食或三餐中添加蛋白质就能消除糖的不良影响。第 9 章介绍了一种独特的氨基酸和维生素 B 补充剂，该补充剂可以与治疗多动症的药物相媲美，或许可以代替中枢兴奋药。第 10 章提供了解决多动症患者常有的睡眠问题的具体方案，提倡定期锻炼。第 11 章探讨了正念对多动症患儿、患儿的父母以及患有多动症的成年人的益处。

虽然我建议你从第 1 章开始阅读，但是你可以从任何一章开始阅读。你是确定治疗计划的人，在治疗的过程中，听从你的本能和直觉。

学会使用每一章末尾的"行动计划"。

每一章都提供了你需要的所有信息——为什么这种疗法有效，它的作用原理是什么，如何安全有效地使用这种疗法。如何把这些信息转变为具体的做法，每一章的末尾都为你提供了答案，在那里你将看到相应的"行动计划"。这些简略的计划会告诉你该怎么做。我说过你可以把本书看作处方和实用手册。现在，你也可以把本书视作你的"教练"，让它一步一步地指导你控制症状、释放潜力并取得成功。

当有疑问时，请通过医学检查寻找答案。

每一章都提出了问题并提供了自查清单来帮助你判断你的孩子或你自己是否需

要特殊的治疗。但对某些患者来说，我认为做一次相关的医学检查是获得答案的最佳方法。

你的孩子是否有铜/锌失衡的问题？这一问题会干扰多巴胺的代谢并引发多动症症状。针对铜和锌的水平做一次简单的医学检查是找出答案的最佳方法。

你的孩子体内是否有过多的肠道菌群代谢的副产品？它会使大脑中多巴胺的水平过高，引起多动和冲动的症状。只有医学检查的结果才能准确地回答这个问题。

你的孩子是否有食物敏感或食物过敏的问题？这类问题在 10 岁及以下的儿童中很常见。同样，医学检查的结果可以给出答案。

这些检查的结果虽然并非实施加减治疗计划所必需的，但是有时非常有用。

所有疗法都是科学的。

加减治疗计划中的所有疗法都有相关的科学依据。在每一章中，我都会向你介绍有代表性的权威科学研究结果，帮助你更清楚、更有信心地实施加减治疗计划。

我想让你知道，不只是我自己认为这些方法有效。本书提到的科学依据来自全球范围内的研究团队和医生团队。这些团队的专家深入研究了引发多动症的遗传、神经（大脑活动）和生物化学（细胞活动）方面的因素。他们已经认识到营养对身心健康显而易见的作用被严重忽视了。他们通过对数千名多动症儿童的研究客观地证实了他们的观点和理论。他们的有效研究成果促使我综合他们的成果和我在临床实践中总结的经验，形成一套实用的加减治疗计划。

别忘了本书的第二部分：药物疗法与行为疗法。它们是最传统的两种治疗多动症的方法。

关于药物疗法：我很少使用药物，除非确认自然疗法无法达到药物疗法的效果。这也使我成为一名整合精神病医生（即结合自然疗法和更多传统疗法，使其成为安全有效的独特疗法的医生）。但我不反对药物疗法，正如我在第 12 章中所阐明的，有时使用药物疗法是必要的。通过使患者缓慢和谨慎地服用药物并配合服用营养补充剂的方式，药物极有可能不产生副作用。在我的患者中，所有服用药物的患者几乎完全没有受到药物副作用的影响。

第 13 章讨论的是行为疗法，在这一章中，我总结了一些在我用来帮助患儿及其父母的方法中效果最好的方法。其中，尊重、积极性反馈和缓解压力是最重要的内容。

这本书是写给每一个人——儿童、青少年和成年人的。

我是一名儿童精神病医生，在写这本书时，我就像在与患儿的父母，也就是过去的 30 多年里我在诊所中每天都能见到的那些压力巨大、忧心忡忡的患儿父母聊天。

在本书中，当我提到患有多动症的"孩子"时，我指的是所有孩子——学龄前儿童、学龄儿童、少年和青年。（需要指明年龄时，我会明确地写出来。）

但是，正在阅读这本书的你如果是患有多动症的成年人，那么请你把自己当成你正在养育的孩子！本书和加减治疗计划对任何年龄的多动症患者都有效。当然，有些疗法针对的是"特定年龄"的患者，比如食物敏感和食物过敏通常在 10 岁及以下的孩子身上出现。但是，加减治疗计划的有效性与年龄无关，无论你是 6 岁的患者还是 60 岁的患者，只要采纳了这个计划，你就会受益。说到这里……

享受结果，从今天开始。

加减治疗计划产生效果的时间不是几个月或几年。这个治疗计划应该在大约 4 周后开始起效。

注意力会更集中，集中注意力的时间会更长。

分心似乎不是那么难以克服的问题了。

坐立不安变成安静休息，放慢脚步和品味生活代替了从做一件事突然转向做另一件事。

当然，养育孩子永远是一个挑战，但是，现在它更像一项团队运动，而非拳击比赛。你的孩子可以成为一个"与众不同的孩子"，成为他本应该成为的那种孩子。患有多动症的成年人最终可以找到那个似乎遥不可及的专注点和目标。

祝你在这段充满无限可能的治疗旅程中一切顺利。直至今天，我们一直在共同努力。

祝愿你健康和幸福。

詹姆斯·格林布拉特（James Greenblatt）医学博士

Part 1

第一部分

加减治疗计划

第 1 章
神奇的矿物质

+镁

治疗儿童多动症 30 多年来，我不记得有哪一个孩子没有从镁补充剂中受益。

以诺厄为例。诺厄 12 岁时，他的父母带着他来我的诊所就诊。与来诊所的众多沮丧的父母和不开心的孩子一样，他们充满了压力：诺厄冲动、多动、注意力不集中，他在家里和学校中的生活一团糟。

诺厄的父母告诉我，诺厄小时候经常坐立不安，安静坐着的时间从不超过几分钟。诺厄自己告诉我，那些日子里他唯一感到快乐的时候是他在外面"四处游荡"的时候。

他的父母说，上二年级之前，诺厄在学校表现良好；上二年级时，他开始不断打断老师的话。有时，学校会打电话来要求他们把诺厄带回家。

诺厄在人际交往方面也遇到了困难，他很难交到朋友。他不能安静地坐下来玩棋盘游戏，因为当轮到其他孩子时，他会变得焦躁不安。有时，输掉比赛的他会把棋盘扔到其他孩子身上。邀请诺厄一起玩游戏的孩子越来越少。

诺厄 8 岁时，他的父母带他去看医生，希望药物能帮他消除多动症的症状。医生同意使用药物疗法并给他开了利他林（Ritalin）。

但药物令诺厄的情况更糟了。他变得极度情绪化，很容易哭，并且出现食欲减退的情况。

医生把利他林换成了阿得拉（Adderall）。

这次，诺厄不再总是感到悲伤，而开始变得不安和焦虑。服药 1 个月后，诺厄出现了面肌抽搐的情况。

于是，诺厄不再服用阿得拉，然而冲动、多动、注意力不集中的问题依旧没有得到解决。

诺厄来我的诊所就诊时，多动，很难集中注意力。因为无法控制冲动，他没有任何朋友。

根据诺厄的病史和现状，显而易见，首选的疗法是服用能够平衡脑内化学物质、使人保持镇静的镁，每日 2 次，每次 200 mg。

补充镁 1 个月后，我让诺厄服用小剂量（20 mg）的中枢兴奋药维万斯（Vyvanse）。

关键营养素和小剂量中枢兴奋药配合使用的方法很有效。2 个月后，当我再次见到诺厄和他的父母时，诺厄热情地对我说："我感觉很棒。"他告诉我，他可以安静地坐着上课了，还交了一些朋友。

诺厄的父母微笑着，坐在他们中间的诺厄说："我以前总觉得我的大脑像一把钝了的刀，它不好用，切不动任何东西。但现在，它就像一把锋利的刀，好用极了。"

为什么镁能起作用？

一种营养素为何能减轻患儿的多动症症状，使他的生活，以及他的父母、老师和朋友的生活产生如此大的变化？这个问题有很多答案。

首先要知道的事实是：人体内有 300 多个酶系，这些酶系是"点燃"细胞活性的"生化火花塞"，而镁对酶系来说很重要。例如，如果人体内的镁水平低，三磷酸腺苷（为细胞提供动力的最基本的"燃料"）就少。这样血糖不能得到正常调节，免疫系统的功能也会减弱。而对多动症儿童来说，最重要的影响是造成大脑损伤。

神经递质是在神经细胞（包括脑细胞）间传递信息的化学物质。体内的镁水平低之所以会影响大脑，是因为镁对神经递质的合成很重要。如果镁水平不达标，很可能导致孩子体内的两种神经递质——调节注意力的多巴胺和调节情绪的血清素水平异常。此外，镁水平低会影响脑细胞中谷氨酸受体（协助神经递质发挥作用的成分）的功能。

大脑缺镁的最终结果是什么？对儿童和青少年来说，大脑缺镁往往意味着出现多动症症状。研究表明，镁水平低会使儿童出现以下症状：

- 集中注意力的能力差；

- 暴躁和焦虑；

- 沮丧和冷漠；

- 情绪起伏大；

- 疲劳；

- 有睡眠问题（如失眠）。

是的，镁水平低对多动症儿童有非常不好的影响。但镁水平为什么会低呢？令人震惊的是，镁缺乏可能是治疗多动症的药物的副作用！

是的，中枢兴奋药（如利他林和阿得拉）对多动症儿童有帮助，但也可能使问题变得复杂。中枢兴奋药会使人体内的镁流失，而镁有营养神经的作用。根据我多年的临床经验，镁缺乏往往在治疗多动症的药物的副作用（如暴躁、不安、焦虑、失眠、面肌抽搐和咬指甲）出现之后出现。服药时补充镁的话，上述副作用都可能消失。这就是发生在诺厄身上的事。他服用的治疗多动症的药物并非没有副作用（没有这样的药物），但在服用药物的同时补充镁，他的状态就很好。（或者像诺厄说的，他感觉很棒。）

诺厄并不是个例。与多动症的其他疗法相比，用镁消除治疗多动症的药物的副作用，令我从患儿父母和患儿那里收获了更多的"谢谢"。

许多儿童的镁水平低

即使你的孩子没有服用治疗多动症的药物，他缺镁的概率也有 50%。研究表明，一半的美国人（包括儿童）每天摄入的镁低于"膳食营养素推荐供给量"。原因可能是美国人吃了太多加工食品，而大多数食物中的镁在加工过程中会流失。

在 20 世纪的头 10 年，美国人吃的食物大部分是天然食物（未经加工的食物），人们每天能摄入 475~500 mg 镁。但这一摄入量逐年下降，到现在，人们每天通过食物摄入的镁为 175~225 mg。

此外，忙碌的现代生活使人们不间断地承受压力，这会大量消耗人体内的镁。

到底有多少多动症儿童缺镁呢？答案是：几乎所有的多动症儿童！

在一项研究中，医生检测了 114 名多动症儿童的镁水平。令人震惊的是，接近 97% 的儿童（即 110 名儿童）缺镁。我的临床数据与此相近，患儿缺镁的概率为 90%。

因为缺镁的现象在多动症儿童中十分普遍，并且补充镁对改善多动症儿童的行为很有帮助（无论他是否在服用治疗多动症的药物），所以我建议所有多动症儿童都服用镁补充剂。我的补镁疗法的有效性在许多关于镁和多动症的科学研究中得到了证实。

科学依据：镁具有减少多动症症状的作用

下面是一些证实镁对治疗多动症有效的研究结果。

每天服用 200 mg 镁，可以减少多动、注意力不集中、冲动和反抗的症状。

在最近的一项研究中，埃及科学家对多动症儿童的镁水平进行检测后发现，其中 72% 的患儿缺镁。他们还发现，镁水平最低的患儿多动的症状最严重、智商最低。他们把这些患儿分成两组：一组每天服用 200 mg 镁，一组服用安慰剂。8 周后，与服用安慰剂的患儿相比，服用镁的患儿表现得更好，具体表现为：

- 多动的症状减少了 90%；

- 注意力不集中的情况减少了 66%；

- 反抗的行为减少了 33%；

- 执行功能（包括掌控时间、按时完成任务、解决问题和记住日常任务的能力）提高了 40%。

服用镁，症状减少。停止服用镁，减少的症状再次出现。

在一项对 40 名多动症儿童开展的研究中，法国科学家让患儿补充了镁和维生素 B₆（帮助细胞利用镁的"辅助因子"）。2 个月后，随着镁水平上升，患儿的症状（多动、有攻击性和暴躁）明显减少，他们在学校更专注，睡眠质量也提高了。但是，患儿停止服用镁和维生素 B₆ 后，他们的镁水平开始下降，补充镁带来的行为改善的效果也逐渐消失。科学家发表在《镁研究》（*Magnesium Research*）上的研究报告写道："随着镁水平下降，几周内多动症的症状又出现了。"

科学家由此得出结论，补充镁"对多动症儿童来说或许是必要的"。他们不只是推荐患儿补充镁，而是说患儿需要补充镁。

脑电波改善了，行为改善了。

《神经科学与行为生理学》（*Neuroscience and Behavioral Physiology*）上发表了一篇类似的研究报告，称补充镁和维生素 B₆ 的效果非常好，多动症儿童的多动程度减轻了，注意力分散情况改善了，焦虑程度也减轻了。

通过观察患儿在学校中的行为，研究人员发现，患儿"在任务中表现得更好""出错的概率变小了"以及"学习效率提高了"。补充镁和维生素 B₆ 后，多动症儿童有时会出现的两种症状，即持续症（重复没有必要的动作或言语）和刻板症（反复出现无意义的动作或言语）在这些患儿身上完全消失了。

研究人员还在患儿补充镁和维生素 B₆ 前后对他们进行了脑电图检查。补充镁后，患儿的脑电波要正常得多：随机出现的尖波和棘波减少；频率更高（代表专注力更好）。

幸福感增加，孤独感减少，睡眠质量变好。

在其他几项研究中，研究人员让多动症儿童补充了镁和其他维持大脑健康的营养素，如 ω-3 脂肪酸和锌。（我在临床实践中也经常让患儿服用多种营养补充剂。）

其中一篇研究报告发表在《脂类与健康和疾病》（*Lipids in Health and Disease*）上。在这项研究中，德国的研究人员每天给数百名多动症儿童补充镁、锌、ω-3 脂肪酸（二十碳五烯酸和二十二碳六烯酸）和 ω-6 脂肪酸（γ- 亚麻酸）。3 个月后，研究人员发现患儿的症状，包括多动、注意力不集中和冲动"明显减少"，并且患儿的情绪问题、睡眠问题以及"性格孤僻的儿童"独自行动的现象也减少了。

"不需要利他林。"

来自法国的研究团队在《美国营养学院杂志》（*Journal of the American College*

of Nutrition）上发表了一篇文章，文章提到了一名 7 岁的男孩利奥。研究人员让 52 名多动症儿童服用了镁和维生素 B_6，利奥就是其中之一。

文章写道："利奥在婴儿期出现屏气发作，3 岁时表现出多动的症状，5 岁时出现了睡眠障碍。"当利奥从幼儿园毕业时，"临床评估表明，6 岁的他有攻击性强、焦虑、注意力不集中和缺乏自制力等问题"。

研究人员发现利奥的镁水平低，并开始让他补充镁和维生素 B_6。6 个月后，利奥的镁水平恢复正常，他睡眠正常了，不再具有攻击性，变得"更温和、更专注、更安静"。

镁是有效的。

我想告诉你的最后一项研究结果来自一项元分析（一种分析已有研究结果的科研方法）研究。研究人员分析了另外 6 项关于镁和多动症的关系的研究结果，得出的结论是：镁是有效治疗多动症的"保证"。

要点。

在我的临床实践中，镁所代表的意义远不止于"保证"。对多动症儿童来说，补充镁不仅是治疗多动症的必要疗法，也是消除药物副作用的有效方法。

铁：多动症儿童容易缺乏的另一种矿物质

你可能听说过血液缺铁，但你听说过大脑缺铁吗？

这就是我接下来要谈的内容，因为大脑缺铁的现象在多动症儿童中非常常见。铁是大脑保持健康的必需品（研究表明，缺铁的孩子在数学和语言测试中得分很低），缺铁会引起或加重多动症的症状。

虽然我们在介绍镁的这一章中介绍铁，并且铁和镁都是对认知至关重要的矿物质，但是我们不能同等对待它们。几乎每个多动症儿童都缺镁，并且应该补充镁，但是，除非有检测结果表明缺铁，否则患儿不可以盲目补铁。此外，过量补铁的情况很有可能发生。因此，患儿必须在医生的指导下服用铁补充剂。尽管如此，镁缺乏和铁缺乏还是有相似之处，因为它们都会引起或加重多动症的症状。让我们看一些证据吧。

大脑缺铁。

美国南卡罗来纳医科大学生物医学成像中心的研究人员用一项复杂的测试评估了多动症儿童和未患多动症的儿童的大脑中铁的水平。研究人员发现，在那些从未服用过利他林的患儿的大脑中，铁的水平"明显更低"，而在那些服用了利他林的患儿的大脑中，铁的水平正常。研究人员推测，利他林的作用原理之一是提高大脑中铁的水平。

铁水平低会增高患多动症的风险。

发表在《BMC精神病学》（*BMC Psychiatry*）上的一篇研究报告表明，患缺铁性贫血的儿童患多动症的风险比未患缺铁性贫血的儿童高67%。

铁蛋白（体内储铁的蛋白质）水平低。多动症儿童体内的铁蛋白水平也低。一项研究显示，84%的多动症儿童的铁蛋白水平异常低，相比之下，仅有18%的未患多动症的儿童铁蛋白水平低。另一项研究显示，92%的多动症儿童铁蛋白水平低。

发表在《儿童和青少年精神药理学杂志》（*Journal of Child and Adolescent Psychopharmacology*）上的一篇研究报告指出，铁蛋白水平越低，孩子多动、注意力不集中和冲动的症状就越严重。研究还表明，铁蛋白水平低的多动症儿童需要服用更大剂量的药物来控制症状。

铁水平低对大脑造成的伤害表现在各个方面。

铁水平低与睡眠障碍（常见于多动症患者）有关。美国明尼苏达大学儿童发展研究所的一项研究发现，智商低与铁水平低有关。另一项研究发现，患缺铁性贫血的儿童出现抑郁症、双相情感障碍、焦虑症、孤独症谱系障碍、发育迟缓以及精神发育迟缓的风险高。

铁补充剂可以减轻多动症的症状。

幸运的是，铁补充剂可以改善多动症儿童缺铁的情况。在一项研究中，服用铁补充剂的患儿的康氏儿童行为量表评分降低了。（康氏儿童行为量表是多动症的一种标准测评量表，测评内容包括有无攻击性，是否多动、冲动，是否在学习方面存在问题和在学校中表现不良等。）

铁对多动症的疗效十分明显，以至于发表在《儿科神经病学》（*Pediatric Neurology*）上的一篇研究报告称，铁"可以与中枢兴奋药媲美"。摄入充足的铁还可以防止铅中毒，铅中毒可能是引发多动症症状的另一个原因，你将在第 4 章中读到相关的内容。

真实的病例报告：铁改变了一个孩子。

发表在《儿科学》（*Pediatrics*）上的一篇病例报告提到了一名 3 岁的多动症儿童，他在家里和学校里表现出了注意力不集中、多动和容易冲动的症状，并且他的铁蛋白水平很低。通过每天服用 80 mg 硫酸亚铁，8 个月后，他的康氏儿童行为量表父母问卷（父母对患儿症状的记录）分数从 30 降到 19，教师问卷（老师对患儿症状的记录）分数从 32 降到 13。

作者提到，患儿父母说孩子"大变样"了，老师说他的行为更有条理了，他更专注了，并且不那么健忘和冲动了。

要点。

多动症儿童可能需要更多的铁。发表在医学期刊《专家评审》（*Expert Reviews*）上的一篇研究报告分析了 22 项关于铁和多动症的研究。国际团队的专家们（来自美国、法国和意大利著名机构）得出结论，"可以把服用铁补充剂作为一种重要的辅助（整合）疗法"以提高治疗多动症的药物的效果。

铁对多动症的治疗来说非常重要，因为缺乏多巴胺是多动症许多症状背后的原因，而铁在多巴胺的代谢过程中扮演着重要角色。

你的孩子应该补铁吗？

准确度最高的检测铁水平的方式是检测铁蛋白的水平。如果孩子的铁蛋白水平超过 9 μg/L，大多数医生就会告诉你，孩子的铁蛋白水平是正常的。但是，根据科学研究和我的临床经验，如果铁蛋白水平低于 40 μg/L，孩子就需要补铁了。此外，缺铁的情况在乳糜泻患者和素食者中很常见。

补铁。

如果检测结果显示孩子的铁蛋白水平低，我会让他服用焦磷酸铁：6~12 岁的儿童每日服用 3 次，每次 15 mg，随餐服用；青少年每日服用 3 次，每次 30 mg，随餐服用。

3 个月后，再做一次检测，如果铁蛋白水平依然低，就继续服用焦磷酸铁；如果铁蛋白水平已经正常，就停止服用。对儿童来说，我推荐倍宜（Pure Encapsulations）的产品"铁口服液"（Iron Liquid），这是一种味道好、易被人体吸收的补充剂，每滴管含 15 mg 铁。

别忘了食补。

让孩子多吃富含铁的食物：添加了铁的早餐麦片、添加了铁的全麦面包、牛肉（牛肉汉堡也可以）、火鸡肉、金枪鱼、蔬菜（如豆类、甜菜和烤土豆，以及菠菜和其他绿叶蔬菜）、牛油果、干果（如椰枣和西梅干）以及黑糖蜜。

如何补充镁？

给孩子补充镁十分简单。

我的孩子应该检测镁水平吗？答案可能是否定的。针对镁元素的大多数检测的结果都不太准确，因为它们检测的是血清中镁的水平，而 99% 的镁存在于细胞和骨骼中。检测结果可能显示多动症儿童的血镁水平"正常"，而事实上，患儿是缺镁的。毛发矿物质检查能够更准确地判断患儿是否缺镁，我通常还会给患儿安排这项检测来确定他们体内锂和铜的水平。但是，即使不做检测，我也知道补充镁会让每一名多动症儿童受益。

我的孩子应该服用镁补充剂吗？是的，如果医生诊断你的孩子患有多动症。就这么简单。

如果存在以下情况，让孩子服用镁补充剂就更有必要了。

- 你的孩子正在服用中枢兴奋药（这类药物会大量消耗体内的镁）。

- 你的孩子服用中枢兴奋药后出现了副作用（镁通常可以消除这些副作用）。

- 你的孩子睡得不好、焦虑或容易便秘（这些迹象都表明他缺乏镁）。

合适的服用剂量是多少？

剂量因年龄而不同。通常，我推荐自然活力（Natural Vitality）的产品"自然平静剂"（Natural Calm），它是粉末状的甘氨酸镁，可网购。我推荐这种产品的原因是，患儿可以通过饮用的方式摄入镁，而不必吞咽药片、药丸或胶囊。

以下是我在临床中遵循的剂量标准。

13 岁及以上：每日服用 2 次，每次 200 mg。

10~12 岁：每日服用 2 次，每次 100 mg。

6~9 岁：每日服用 2 次，每次 50 mg。

6 岁以下：每日服用 10 mg，以口服液为宜。我推荐新起点（New Beginnings）的产品"补镁口服液"（Liquid Ionic Magnesium）。

哪一类镁补充剂最好？

镁补充剂有许多种类，如甘氨酸镁、氧化镁、柠檬酸镁和葡萄糖酸镁。根据我的临床经验，除了不易被人体吸收的氧化镁，上述镁补充剂效果相同。

一些健康专家一直在鼓吹，对大脑来说，L–苏糖酸镁是最好的镁补充剂。这是因为有几项研究（除了一项外，其余均以动物实验为基础）显示，L–苏糖酸镁对大脑有益，比如它能使脑细胞更健康，能防止与年龄有关的精神衰退。L–苏糖酸镁本身不存在问题，只不过比其他类型的镁补充剂贵。

哪种品牌的镁补充剂最好？

镁补充剂产品标签上的信息通常都是可靠的。一家营养补充剂检测公司——消费者实验室（Consumer Lab）检测了 26 种产品，发现只有一种补充剂中镁的含量没有达到其标签标示的含量。这种"未通过检测"的镁补充剂是新顶点（New Capstone）的产品。

在临床实践中，我让患儿服用的镁补充剂是自然活力的产品自然平静剂（Natural Calm，未经检测），这是一种备受儿童喜爱的粉末状补充剂。我也会让患儿服用倍宜的产品（通过检测）和新起点的产品（未经检测）。

镁补充剂有副作用吗？

镁补充剂的主要副作用是使大便变稀。镁的这种导泻作用在氧化镁中最明显，这是我不推荐氧化镁这类镁补充剂的另一个原因。如果你的孩子服用镁补充剂后出现了大便稀的情况，你就应让孩子分次服用镁补充剂或减小剂量，或者让孩子改为服用起效缓慢的长效型镁补充剂。

应该把维生素 B_6 纳入补充剂服用方案吗？

绝对应该！正如前面提到的，和维生素 B_6 一同服用的话，镁补充剂的效果更好。在临床中我通常给出的建议是：13 岁及以上的青少年每日服用 50 mg 维生素 B_6；7~12 岁的儿童每日服用 25 mg 维生素 B_6。

富含镁的食物效果如何？

尽可能地让孩子多吃富含镁的食物。事实上，一项由澳大利亚研究人员对近 700 名青少年所做的研究发现，通过饮食摄入镁越多，青少年出现"外化行为"（如多动、攻击行为和青少年犯罪行为）的概率就越小。

镁含量较高的食物有坚果和黑巧克力，还有全谷物、豆类和绿叶蔬菜。

但是，如果你想通过补充镁缓解或消除孩子的多动症症状，或者让孩子免受药物副作用的影响，那么你的孩子需要每天服用镁补充剂。服用镁补充剂是唯一可靠的提高镁水平的方法，并且效果明显。

多长时间起作用？

耐心点儿。症状的缓解是逐步发生的。例如，便秘会在补充镁的第 1 个月内缓解，睡眠问题会在第 2 个月内缓解，焦虑会在第 3 个月内缓解。

对多动症儿童来说，镁不是一种药物，而是一种天然的、起效缓慢但效果显著的营养素。给镁发挥作用的时间吧。你的耐心将得到回报。

减轻多动症症状的复合营养补充剂

我为每名多动症患者都量身打造了一套营养治疗方案：先通过检测明确患者体内的某种营养素是缺乏还是过量，再确定营养治疗方案，使其脑内各种物质的水平恢复平衡。但对多动症患者来说，个性化营养治疗方案不是唯一的治疗方案。

由朱莉娅·J. 拉克利奇（Julia J. Rucklidge）博士领导的新西兰坎特伯雷大学的一支心理学家团队，研究出了一个"可广泛使用"的新型复合维生素-矿物质配方，按照这个配方制成的复合营养补充剂可以治疗包括多动症在内的精神障碍，使人恢复和保持精神健康。该复合营养补充剂包含 14 种维生素、16 种矿物质、3 种氨基酸和 3 种抗氧化剂。研究表明，它对儿童和成年人的多动症都有效。

注意力不集中、多动和冲动的症状"大有改善"。

在一项对 80 名成年多动症患者开展的为期 2 个月的研究中，42 人服用该复合营养补充剂，38 人服用安慰剂。在研究开始和结束时，研究人员分别评估了他们的多动症症状（注意力不集中、多动和冲动）。研究人员发表在《英国心理学杂志》（*British Journal of Psychology*）上的研究报告称，服用大剂量复合营养补充剂的患者的症状比服用安慰剂的患者的症状"得到了更明显的改善"。事实上，在服用复合营养补充剂的患者中，超过 70% 的患者的症状有了改善，其中近 40% 的患者的症状改善效果达到"明显"或"非常明显"的程度。

执行功能改善了。

在另一项对 28 名成年多动症患者开展的研究中，14 人服用大剂量的这种复合营养补充剂，另外 14 人没有服用这种补充剂。心理学家测试了他们的执行功能，包括学习能力（记住所学知识的能力）和语言流畅度（快速回忆并说出某一类单词的能力，如"动物""水果"）。研究人员发表在《替代和补充医学杂志》（*Journal of Alternative and Complementary Medicine*）上的研究报告称，在每项测试中，服用复合营养补充剂的患者的成绩都有所提高，并且他们的"情绪得到了改善"。没有服用复合营养补充剂的患者的情况没有任何改善。

复合营养补充剂的"地震保险"作用。

2010 年 9 月 4 日，新西兰南岛发生 7.1 级地震，并且在接下来的 2 周内发生近千次余震，此次地震的震中距坎特伯雷大学所在的克赖斯特彻奇市约 40 km。测试该复合营养补充剂提高抗压能力的效果的心理学家看到了"合适的时机"，检测了 33 名成年多动症患者的震后抑郁、焦虑和压力水平。其中，17 人服用了该补充剂，16 人服用了安慰剂。拉克利奇博士发表在《精神病学研究》（*Psychiatry Research*）上的文章写道，在地震发生后的第 7 天和第 14 天，那些"服用了补充剂的人比没有服用补充剂的人更好地应对了地震带来的影响"。具体来说，服用补充剂的患者的抑郁水平降低了 67%，焦虑水平降低了 76%，压力水平降低了 55%。

服用一年后，复合营养补充剂的效果比药物好。

研究结束一年后，研究人员联系了当时参与研究的成年多动症患者，想要了解他们在注意力不集中、多动和冲动方面的情况。研究人员在《注意障碍杂志》（*Journal of Attention Disorders*）上发表文章称："那些继续服用复合营养补充剂的人比改服药物或停止服用的人表现得更好。"

复合营养补充剂对多动症儿童同样有效。

发表在《儿童和青少年精神药理学杂志》上的一篇研究报告称，服用该复合营养补充剂 4 个月后，8~12 岁的多动症儿童的变化是"多动症症状减少，情绪得到改善，所有功能都得到了提高"。服用复合营养补充剂后，症状"有了明显改善"或"有了非常明显的改善"的患儿的人数占总人数的 79%。研究人员称，患儿在"情绪、行为和人际交往"方面表现更好。

心理学家推论，该补充剂与加减治疗计划中营养疗法的某些作用原理相同：为控制大脑功能的生化物质提供"辅助因子"（如有助于合成多巴胺和其他神经递质的维生素 B_6）、改善遗传问题（"遗传性代谢缺陷"）、激活脑细胞，以及强化大脑的神经元细胞膜（神经元之间信息交流的场所）。

治疗多动症的行动计划

+镁

请按以下步骤实施本章讨论的控制多动症症状的行动。

第一步：让你的孩子服用镁补充剂。

13 岁及以上：每日服用 2 次，每次 200 mg。

10~12 岁：每日服用 2 次，每次 100 mg。

6~9 岁：每日服用 2 次，每次 50 mg。

6 岁以下：每日服用 10 mg，以口服液为宜。

第二步：在服用镁补充剂的同时服用维生素 B_6，以便提高细胞对镁的利用率。

13 岁及以上：每日服用 50 mg 维生素 B_6。

7~12 岁：每日服用 25 mg 维生素 B_6。

第三步：检测孩子的铁蛋白水平。如果铁蛋白水平低于 40 μg/L……

第四步：让孩子服用铁补充剂。3 个月后，再次检测孩子的铁蛋白水平。如果铁蛋白水平达到正常标准，就可以让孩子停止服用铁补充剂。

13 岁及以上：每日服用 3 次，每次 30 mg，随餐服用。

6~12 岁：每日服用 3 次，每次 15 mg，随餐服用。

第2章
平衡脑电波，提高专注力

+OPCs +神经反馈疗法

集中精力完成最基本的任务都费劲。总是说个不停。在学校里总感到不自在。没有告诉妈妈就离开家。在教堂做礼拜时，沿着过道跑来跑去。在这种不专心的状态下很容易发生事故，10岁以来，一只胳膊和一条腿都骨折过。

这就是13岁的卡萝尔的经历。她那紧张而焦虑的母亲带着她来我的诊所就诊。卡萝尔9岁时被诊断为多动症，医生给她开了利他林。但是，服药几个月后，卡萝尔出现了面肌抽搐的情况，所以不再服用利他林。

第一轮检测结果显示，卡萝尔没有任何严重的代谢紊乱问题，如体内铜锌失调、肠道菌群失调或食物敏感等。（我总是先检查患者是否存在代谢紊乱问题，因为如果存在，就必须先解决代谢紊乱问题，这样才能消除多动症的症状。）拿到检测结果后，我让卡萝尔来复诊，并给她做了脑电图检查（一种记录脑电波的检查）。

如我所料，在卡萝尔的脑电波中，慢波θ波为优势脑波，θ波在注意缺陷型多动症儿童的脑电波中很常见，并且往往在孩子空想、注意力不集中或心烦意乱时出现。脑电图检查的结果显示，θ波在卡萝尔阅读遇到困难、乱写乱画以及心不在焉时出现。在卡萝尔的脑电波中几乎没有快波β波，这是一种在注意力集中时出现的波。

鉴于这些检查结果，我让卡萝尔补充寡聚原花青素（以下简称"OPCs"），一种可以影响脑电波的植物提取物。植物会产生保护自身免受环境伤害的化合物——多酚，多酚常存在于植物色素，也就是使蓝莓呈蓝色、葡萄呈紫红色、绿茶呈绿色、黑巧克力呈深棕色的物质中。OPCs 就是多酚的一种。

对我们来说，OPCs 中最有用的分子是具有抗氧化功能的黄酮醇。黄酮醇很容易进入人体细胞（包括脑细胞）。一进入人体细胞，它就能很好地发挥作用，抑制损伤细胞的氧化反应。事实上，OPCs 是比以抗氧化能力强而闻名的两种维生素——维生素 C 和维生素 E 更强的抗氧化剂。

几十年来，我给数百名多动症儿童开过 OPCs，并亲眼看到它使患儿的脑电波和行为奇迹般地恢复正常。虽然没有人确切地知道 OPCs 是如何改善脑电波的，但是，从基于细胞和动物的研究中我们知道 OPCs 具有以下作用。

- 调节去甲肾上腺素和肾上腺素的水平。去甲肾上腺素和肾上腺素是脑内传导信息的神经递质，若它们的水平不正常，则会影响注意力的集中。

- 抑制谷氨酸盐的产生。谷氨酸盐是一种兴奋性神经递质，如果过量就会对人体有毒性。

- 减缓组胺（机体发生过敏反应时释放的炎症介质和神经递质）的产生和释放。一些多动症儿童体内存在一种基因突变，这种基因突变会造成组胺分解，导致人体对人工色素和其他人工成分产生更强烈的过敏反应，而这种过敏反应可以引发多动症的症状。

- 保护富含脂肪的脑细胞，避免其发生脂质过氧化。引发脂质过氧化的自由基是受环境污染物、高脂高糖饮食、压力、吸烟等因素的影响而形成的。OPCs 这样的抗氧化剂能够稳定自由基，从而减少其对细胞的损伤。

- 强化脆弱和易受损伤的血脑屏障，使神经毒素（如杀虫剂和食品添加剂）远离大脑。

- 增加脑血流量，从而为大脑输送所需的关键营养素（如锌）。

- 吸收和清除损害大脑的重金属（如铅）。

- 促进可减少脑部炎症的酶的形成。

由于具有以上这么多功效，OPCs 对多动症患儿来说可能也有很好的疗效。事实证明，确实如此。

服用 OPCs 2 个月后，卡萝尔又来到我的诊所。我在她身上看到了上述的那些改善。她不再像原来那样不专心，也没有不停地说话，而且不仅在我办公室里如此，在学校里也如此。

"老师说，她可以一直坐着上完一整堂课，而不会像以前那样坐立不安，"她的母亲告诉我，"一位老师甚至说卡萝尔'十分专心'，我从没想过有人会这么评价她！"

我再次给卡萝尔做了脑电图检查，发现结果有所改善——θ 波明显减少了。在检查的过程中，卡萝尔做了阅读、画画和听力等练习。在这一过程中我可以看到，θ 波的减少与她集中注意力的能力的提高相匹配。

当然，OPCs 并非对每个患儿都有效。但是，对许多注意力不集中、容易走神的孩子来说，OPCs 确实可以使他们产生巨大的变化。这就是补充 OPCs 位列加减治疗计划第二位的原因。让我们来看看支持这一疗法的一些科学研究吧。

科学依据：OPCs 具有平衡脑电波的作用

研究人员发现，对人类来说，OPCs 最大的作用体现在注意力方面：能够有效缓解注意力难以集中、注意力易分散、注意力集中时间短、记忆力差和不注意细节等症状。OPCs 的发现可以追溯到 1534 年，当时，美洲原住民用松树皮和松针做成的茶治好了法国探险家雅克·卡蒂埃（Jacques Cartier）和他的船员们的坏血病。413 年后的 1947 年，法国医生杰克·马斯克利耶（Jack Masquelier）读到了卡蒂埃的日记。马斯克利耶认为，松树皮和松针所含的维生素 C 不足以挽救卡蒂埃和船员们的生命。于是，他开始研究松树皮中的其他有效成分，他推测可能是这种成分起了作用。马斯克利耶由此成为第一位在松树皮、花生和葡萄中辨别并分离出 OPCs 的科学家，他也是第一位利用松树皮提取物和葡萄提取物制造出 OPC 补充剂的科学家。

松树皮提取物——使患者大脑"常青"的物质

从 OPCs 被发现至今的几十年里，在治疗多动症的 OPCs 中，被研究得最透彻的就是最早被研究的、提取自松树皮的 OPCs。马斯克利耶将他发现的松树皮提取物命名为"碧容健"（Pycnogenol），并将其作为营养补充剂销售。研究表明，服用碧容健后，多动症儿童的警觉性和注意力提高了，冲动、不安、攻击性和破坏性行为减少了，而且他们对父母和老师的配合度提高了。

以下是关于碧容健对治疗多动症的作用的几项出色研究的结果。

使神经递质的水平正常。

欧洲研究人员在《营养神经科学》（*Nutritional Neuroscience*）上发表文章称，服用碧容健 1 个月后，多动症儿童的神经递质水平得到了平衡。

降低氧化水平，集中注意力。

科学家在《自由基研究》（*Free Radical Research*）上发表文章称，服用碧容健 1 个月后，多动症儿童体内的抗氧化剂水平提高了，氧化水平降低了，并且他们的"注意力得到了改善"。

30 天改善专注力。

在另一项研究中，61 名多动症儿童服用了碧容健。1 个月后，研究人员注意到他们注意力易分散、缺乏专注力和多动的症状都得到了改善。研究人员发表在《欧洲儿童和青少年心理学》（*European Child and Adolescent Psychology*）上的结论是，医生和父母应该考虑"把碧容健当作减轻多动症症状的天然补充剂"。

未患多动症的学生服用碧容健后，拥有更清晰的思维、更强的记忆力、更集中的专注力和更好的情绪。

在 53 名学生（包括高中生、大学生和研究生）中，一部分人服用了碧容健，另一部分人服用了安慰剂。2 个月后，服用碧容健的学生获得了上述的所有智力和情绪方面的益处，并且在考试中取得了更高的分数。

杰伊的故事

美国伊利诺伊州的儿科医生史蒂文·海曼（Steven Heimann）博士，给《美国儿童和青少年精神病学学会杂志》（*Journal of the American Academy of Child and*

Adolescent Psychiatry）写了一封信，在信中讲述了杰伊服用碧容健的经过。杰伊是一名 10 岁的男孩，当时正在服用迪西卷（Dexedrine）治疗多动症，但这种药物"只能轻微改善杰伊的多动症症状"。

"杰伊有多动、冲动和注意力不集中的问题，"海曼博士写道，"他的人际交往能力差，所以他在学校里经常与同学发生肢体冲突。"

杰伊的父母让杰伊服用碧容健，他们"注意到杰伊的症状有了显著改善"。接下来，海曼博士写道，杰伊成为一项科学实验的研究对象。

"杰伊的父母极不情愿地同意杰伊停止服用碧容健 4 周，以比较结合碧容健使用中枢兴奋药与单独使用中枢兴奋药的差别。停止服用碧容健 2 周后，杰伊明显更多动和更冲动，在学校中有许多不好的表现，甚至与同学发生了几次肢体冲突。之前服用碧容健时，他的这些行为已经减少了。"

幸运的是，实验没有就此结束。"杰伊重新服用碧容健，"海曼博士写道，"3周后，他的症状再次显著改善。"

像杰伊一样受益于 OPCs 的多动症儿童可能达数百万。

绿茶提取物——保护大脑的纯净物质

绿茶提取物保护和激活大脑的方式有以下几种。

增加 β 波，集中注意力。

发表在《营养神经科学》上的一篇研究报告表明，在喝绿茶或红茶后的 1 小时内，脑电波——包括注意力集中时出现的 β 波——的活动增加了。

加强脑内连接，增强执行任务的能力。

发表在《精神药理学》（*Psychopharmacology*）上的文章指出，脑扫描显示，在摄入绿茶提取物的人的大脑中，不同区域之间的神经联系得到了加强，他们的短期记忆力和思维能力也增强了。

抵御对大脑造成损伤的压力。

绿茶中效果最好的抗氧化剂是表没食子儿茶素没食子酸酯（以下简称"EGCG"）。动物实验表明，除非实验动物摄入 EGCG，否则压力会使其脑细胞减少，并且损害其记忆力和学习能力。

提高脑力，减少失误。

英国大脑、表现和营养研究中心的研究报告称，白茶也富含 EGCG，喝白茶 1 小时后，人们的精神疲劳减轻了，在数学测试中的错误也减少了。

增加脑源性神经营养因子（以下简称"BDNF"）——一种为大脑提供动力的蛋白质。

日本科学家的一项研究发现，让新生动物摄入 L- 茶氨酸（绿茶中的一种氨基酸）能够增加其体内的 BDNF。它有助于保护神经元，促进神经元之间建立新的细胞间连接，以及产生新的神经元。此外，摄入 L- 茶氨酸的动物记忆力更好。

蓝莓提取物——对儿童大脑有益的物质

有许多关于蓝莓和蓝莓提取物改善中老年人记忆力下降问题的研究。英国的一项研究表明，蓝莓也能提高儿童的记忆力，这对记忆力差的多动症儿童来说是个好消息。事实上，蓝莓提取物能够在很大程度上提高智力。

每一项智力测试的成绩都提高了。

在一项研究中，21 名 7~10 岁的儿童被分成 2 组，一组饮用一种含蓝莓提取物（15 g 或 30 g）的饮料，另一组饮用一种外观相似但不含蓝莓提取物的饮料。在接下来的 3 小时里，这些儿童接受了一系列智力测试。那些饮用含蓝莓提取物的饮料的儿童在每一项测试（包括记单词、识别单词、快速应对智力上的挑战、控制行为以完成智力方面的任务、解决问题）中都取得了更好的成绩。饮用含 30 g 蓝莓提取物的饮料的儿童，比饮用含 15 g 蓝莓提取物的饮料的儿童表现得更好。换句话说，摄入蓝莓提取物越多，表现就越好！

在同一组研究人员开展的另一项研究中，14 名 8~10 岁的儿童，或饮用含蓝莓提取物的饮料，或饮用外观相似但不含蓝莓提取物的饮料。2 小时后，这些儿童接受了几次智力测试，饮用含蓝莓提取物的饮料的儿童在记住新学的单词方面表现更好。

通过以上科学研究的结果，我们了解了 OPCs 的作用。现在，是时候找出哪种 OPCs 组合对多动症儿童有帮助了。

用黑巧克力治疗儿童多动症

黄酮醇是一种平衡脑内物质的 OPC。在质量相同的情况下，黑巧克力比其他食物含有更多的黄酮醇。研究表明，25 g 左右的黑巧克力就会对孩子的大脑有益。

《药理学前沿》（*Frontiers in Pharmacology*）发表了一篇研究报告，报告提到了一项对 18 名平均年龄为 10 岁的儿童进行的研究。研究表明，吃 25 g 黑巧克力可以减轻儿童大脑中由城市污染引起的炎症，并且可以提高短期记忆力。

另一项对 18~25 岁的年轻人进行的研究表明，吃黑巧克力（可可固形物含量为 60%）的人的注意力提高了。美国北亚利桑那大学的研究人、心理学教授拉里·史蒂文斯（Larry Stevens）博士说，吃黑巧克力可以提高注意力，对那些不能集中注意力的学生来说尤其如此。

黑巧克力是如何施展它的"精神魔法"的呢？研究显示，黑巧克力能够：

- 增加脑血流量；

- 减少脑内炎症；

- 改善神经传递；

- 增加 BDNF（一种保护和激活神经元的蛋白质）；

- 保护神经元，避免神经毒素对其产生伤害。

让孩子每天吃黑巧克力的一种方法是，把 25 g 黑巧克力（可可固形物含量至少为 60%）和一把用来平衡血糖的富含蛋白质的杏仁当作孩子的午餐甜点或零食。另一种方法是，让孩子喝一杯用可可粉调成的热巧克力。

如何使用 OPCs？

在过去的几十年里，我逐步找到了用 OPCs 治疗多动症的最佳方法：使用复合的 OPC 而非单一的 OPC。事实上，我在我的诊所中进行了一项非正式研究，让一组研究对象补充单一的 OPC，让另一组研究对象补充复合的 OPC，然后对他们的脑电波进行跟踪研究。结果显示，补充复合 OPC 的研究对象的脑电波中出现了更多的 β 波。

我用的复合 OPC 补充剂是按照我自己研发的配方配制的——倍宜的产品"姜黄益智剂"（CurcumaSorb Mind），我把它推荐给你的孩子。这个产品包含我提到过的许多含 OPCs 的植物提取物，比如松树皮提取物、绿茶提取物、蓝莓提取物和葡萄提取物。你也可以试试美安（Isotonix）的产品"OPC-3"，这是几十年前在关于 OPCs 的非正式研究中，我让研究对象使用的补充剂。

你可能注意到，姜黄益智剂中的松树皮提取物来自新西兰松，而非如碧容健一样来自法国海岸松。根据我的经验，新西兰松的树皮提取物的效果和碧容健一样好，但前者便宜得多。

许多研究表明，姜黄对大脑有益。如它的名称所示，姜黄益智剂还含有姜黄素（curcumin，药用植物姜黄的提取物）。姜黄素能够减少脑内的神经炎症和平衡神经递质，从而提高人的注意力、警觉性和记忆力。姜黄素还被证实可以改善人的情绪：定期服用姜黄素的人更平静、更包容。

此外，姜黄素有助于人们抵御心理压力引起的疲惫。不言而喻，多动症儿童总是承受心理压力，无论在家里、在学校中还是和朋友在一起时。

我推荐每天口服 2 粒复合 OPC 胶囊，早餐时服用 1 粒，晚餐时服用一粒。根据我的经验，复合 OPC 胶囊对大多数多动症儿童来说有效果：服用复合 OPC 胶囊后，他们会更专心，表现得更好。大多数父母认为，为这些改善付出的花费是值得的。但是，如果服用补充剂 1~3 个月后，你的孩子的行为没有得到改善，那就不必让孩子继续服用了。

OPC 疗法的安全性

至于安全问题，使用 OPCs 治疗多动症的 25 年来，我的患者从未出现过副作用。

然而，理论上讲，一个孩子是有可能对某种植物提取物（如 OPC）产生意想不到的过敏反应的。如果开始服用一种 OPC 补充剂后，你的孩子出现了荨麻疹，就让孩子停止服用该补充剂，但这可能是它唯一的"副作用"。

神经反馈疗法：平衡脑电波的另一种非药物疗法

美国儿科学会每年对所有多动症疗法的科学依据评估两次，并对这些疗法进行评级，从优到劣，最高一级的疗法是"1 级-最佳依据"（其他 4 个等级按照从"良好依据"到"无依据"的顺序排列）。

2012 年，该学会决定将神经反馈疗法这种非药物疗法评定为"1 级-最佳依据"，并宣布它与药物疗法同样有效。

神经反馈（有时被称为"脑电图生物反馈"或"脑电波生物反馈"）与传统的生物反馈相似。在实施神经反馈疗法时，传感器连接脑电图仪和患者的头皮，并监测患者的脑电波。

脑电波是以频率（每秒内完成周期性变化的次数）进行划分的，频率的单位为 Hz。β 波（12~38 Hz）出现在人们日常忙来忙去时，α 波（8~12 Hz）在人们极度警惕和冷静的状态下很活跃，θ 波（3~8 Hz）出现在冥想、注意力涣散以及做梦的时候，δ 波（0.5~3 Hz）在人们处于深度、无梦的睡眠状态时出现。

研究表明，许多多动症儿童的脑电波中 θ 波（代表注意力不集中）太多，而 β 波（代表注意力集中）不足。

用神经反馈疗法帮助孩子增加 β 波和减少 θ 波时，孩子会变得更专注，不那么冲动和多动，自尊心也会增强。或者，如一篇研究报告所说："……神经反馈疗法能够使多动症儿童的大脑系统功能正常。"

神经反馈疗法是这样的：患儿坐在电脑前，戴着一顶装有电极（用来接收脑电波）的帽子玩电脑或电子游戏（有许多不同的类型）。当患儿缺乏注意力时，游戏会停止，从而使患儿清楚地明白自己何时分散了注意力，以及如何重新集中注意力。

一些研究表明，在改善多动症的症状方面，神经反馈疗法与药物一样有效。而且，神经反馈疗法效果持久：一项长期研究表明，最后一次治疗结束后，神经反馈疗法的疗效可以持续数年。

最近，《儿科学》上发表了一篇研究报告，该研究由美国塔夫茨医学中心的医生和美国哈佛大学公共卫生学院的医生共同主持。这项对 100 多名小学生进行的研究显示，神经反馈疗法在改善注意力不集中、冲动、多动以及提高执行功能（管理时间和注意力、集中注意力、计划和组织、记住细节、控制不当的言行）方面优于认知疗法（通过学习特定技能和策略来解决多动症的问题）。

此外，接受神经反馈疗法治疗的患儿在研究结束后的 3 个月内不需要像接受认知疗法治疗的患儿那样额外服用药物。

当然，神经反馈疗法也有缺点。例如，既昂贵又费时：患者需要进行 20~40 次训练，每次训练花费 75~150 美元（1 美元约等于 6.5 元人民币），总费用为 2000~4000 美元。有时，这些费用不在医疗保险的报销范围内。此外，一些开展神经反馈疗法的治疗师的技术不是特别熟练——上了一周培训课后，他们就被认证为"合格"，并且开始为患儿治疗。你如果决定让孩子尝试神经反馈疗法，那么一定要找一个在治疗多动症方面有着丰富经验、受过相关专业培训、有从业执照的临床医生。

治疗多动症的行动计划

请按以下步骤实施本章讨论的控制多动症症状的行动。

第一步：做决定。你可以自己判断，也可以和孩子的主治医师一起判断，你的孩子是否需要服用 OPC 补充剂。如果你的孩子是注意缺陷型多动症患儿，那么考虑让孩子使用 OPC 疗法。

第二步：确定服用补充剂的方案。我推荐的补充剂是倍宜的姜黄益智剂，每天早餐时服用 1 粒，晚餐时服用 1 粒。

第三步：吃黑巧克力，补充更多的 OPCs。可以把 25 g 左右的黑巧克力（可可固形物含量至少为 60%）作为孩子的餐后甜点或零食；为了平衡血糖，搭配一小把富含蛋白质的杏仁。或者，让孩子喝一杯由可可粉调成的热巧克力。

第四步：考虑使用神经反馈疗法。向主治医师咨询，你的孩子是否适合使用神经反馈疗法。我建议先服用 OPC 补充剂，只有在 OPC 补充剂无效时，才考虑使用这种有效但昂贵且费时的疗法。

第3章
消除暴躁、愤怒和攻击性的突破性自然疗法
＋作为营养素的锂

你的孩子有一种或多种下述的症状或行为吗？

- 几乎持续暴躁——经常处于不耐烦、恼怒或极度愤怒的状态中。

- 经常发脾气——发怒、打架或表现出其他攻击行为。

- 大喊大叫，直到达到目的。

- 很少按要求做事，总是与人争辩。

- 冲动。

- 具有侵略性，经常提出迫切的、不合理的要求。事实上，有时像故意做些事来惹恼你。

- 有青少年犯罪和药物滥用行为（如果你的孩子是青少年，那么他的暴躁、愤怒、冲动和攻击性可能演变为这些行为）。

如果你发现自己的孩子有一种或多种上述的症状或行为，请不要丧失信心。

这样的暴躁、愤怒、冲动和有攻击性的孩子真的是有希望的，因为有一种真正能帮到他们的独特、有效、天然、见效快的物质——矿物质锂。

你可能会说，等等，锂不是一种治疗双相情感障碍的药物吗？

是的，在每日服用剂量大（600~1800 mg）的情况下，锂是治疗双相情感障碍的药物。双相情感障碍以前被称为躁郁症，它的临床表现为，极度兴奋、自负和精力旺盛的状态与抑郁、绝望和嗜睡的状态交替出现，两种状态之间伴有正常状态。患有双相情感障碍的儿童在兴奋阶段经常有攻击性，在抑郁阶段则十分暴躁。

但是，在每日服用剂量小（1~10 mg）的情况下，锂就不能算作药物，而只能算作营养素。作为营养素的锂可以极大地缓和忧虑与不安的情绪，这些情绪会对一些多动症儿童产生影响，导致他们无法自制地攻击他人。

你即使非常熟悉多动症的自然疗法，可能也是第一次听说用小剂量的锂治疗多动症，因为很少有医生和父母了解锂具有消除暴躁、愤怒和攻击性的作用。因此，在告诉你如何给你的孩子补充锂之前，我想和你说一说这种独特的、有助于平衡脑内物质的矿物质用于治疗疾病的历史，我为什么要使用小剂量的锂，我是如何开始使用它的，锂平衡、保护和强化大脑的作用原理，以及支持锂用于消除暴躁、愤怒和攻击性的科学依据。对暴躁、愤怒和具有攻击性的多动症儿童来说，补充小剂量的锂可能是最好和最有效的治疗方法。

锂用于治疗疾病的历史

锂是一种矿物质，一种不寻常的矿物质。它非常软，可以被刀切割；它也非常轻，可以浮在水面上。事实上，锂在饮用水和土壤中十分常见。世界各地都有研究表明，一个地区的水含锂量低，与该地区居民的精神和情感障碍以及暴力犯罪发生率高正相关。

早在20世纪20年代，人们已经发现了锂和情绪之间的关系。一家生产软饮料的企业在推广一种名为"锂化柠檬味苏打水"的汽水时，使用的广告语——"带走令人痛苦的坏脾气"就在承诺，这种汽水可以消除暴躁和愤怒这类令人痛苦的情绪。这种汽水很快更名为"七喜"（7UP），"七"（7）是元素锂的原子量（6.9）四舍五入后的数值，"喜"（UP）指该汽水改善情绪的能力。当然，不要指望今天的七喜能够提供锂，因为从 1950 年开始，七喜就不再含锂了。

令人惊奇的是，最初的七喜源自一个古老的处方——早在几千年前人类就开始利用锂来平衡脑内物质了。

索兰纳斯（Soranus），公元 2 世纪的一位希腊医生，为躁狂发作的患者开了"天然水，如碱性泉水"的处方。我们发现，这样的泉水富含锂。

美国佐治亚州的利西亚泉（Lithia Springs）位于有几千年历史的古老石庙和巨大土金字塔的遗址上。后来，利西亚泉成为切罗基人的疗养圣地。1888 年，这里建了一座豪华的水疗中心，后来美国多位总统，如克利夫兰（Cleveland）、塔夫脱（Taft）、麦金利（McKinley）和西奥多·罗斯福（Theodore Roosevelt）都在此处疗养过。从 19 世纪 80 年代到第一次世界大战结束，该水疗中心的瓶装富锂水——波登锂离子水（Bowden Lithia Water，锂含量 0.5 mg/L）被销售到美国各地和其他国家。当时，含有锂的药物也很流行：1907 年，一本医学教科书提到了 43 种含有锂的药物。

第一次世界大战后，锂不那么流行了。但到了 1949 年，澳大利亚医生约翰·凯德（John Cade）在治疗躁狂症时使用了大剂量的锂。到 20 世纪 70 年代，大剂量的锂被美国食品药品监督管理局批准用于治疗躁狂症急性发作和复发性发作，并且成为治疗躁郁症的标准药物。然而，20 世纪 90 年代出现了新的治疗双相情感障碍（1980 年开始使用这个新术语来代替"躁郁症"，以免躁郁症患者被误认为躁狂症患者）的药物，而锂不再是首选药物。但是，这并不意味着锂的疗效消失了。事实恰恰相反。

作为临床医生，我认为，是时候把补充小剂量的锂纳入治疗情绪、精神和行为障碍的非药物疗法了。（饮用水和食物，如蔬菜、谷物、肉类含有少量的锂。此外，许多药草专家说，百里香富含锂。然而，通过日常饮食摄入的锂根本不足以产生控制症状的作用。）使用小剂量的锂无疑是我在治疗精神疾病方面最前沿的实践。接下来，我想告诉你我第一次使用小剂量的锂的故事，一名双相情感障碍患者的日常生活被锂拯救的故事。

我为何开始使用小剂量的锂？

正如前面所提到的，大剂量的锂（形式为碳酸锂）是治疗双相情感障碍以及消除反复抑郁和自杀倾向的药物。但是，许多医生不使用大剂量的锂，因为它可能有副作用，如使人出现不可逆的肾脏损伤、甲状腺疾病、震颤、肌肉无力、协调性差、耳鸣和视力模糊等问题。

1990 年时，和所有精神病医生一样，我熟知大剂量的"药用锂"的这些副作用。对服用"药用锂"的患者，我要不断地监测他们血液中锂的水平（以确保锂的水平处于有效血药浓度范围）。而这种做法使得我们的治疗重心从关注患者的健康转移到关注患者的锂水平上。我开始想，不足以引起副作用的小剂量的锂能否减轻患者的症状。

我在乔纳森·赖特（Jonathan Wright）博士的指导下开始使用小剂量的锂。赖特博士毕业于哈佛大学，是整合医学和营养治疗方面的专家，他使用小剂量的锂已经 30 多年了，还发表了相关论文。

同赖特博士一样，我开始让患者以远低于"药用锂"的剂量服用乳清酸锂或柠檬酸锂。令我高兴的是，对许多患者来说，无论是年轻人还是老年人，小剂量的锂在消除他们的情绪和行为问题方面产生了显著的效果。

奥德丽就是这样一名患者。她患有双相情感障碍，曾经忍受着难以承受的副作用服用大剂量的锂，然而 10 mg 锂就能使她的情绪稳定下来。

还有 50 岁的患有严重双相情感障碍的保罗，大剂量的锂导致他罹患慢性肾脏疾病。因此，他必须在药物进一步伤害他之前停止服药。他很沮丧并且已经失业 3 年了，直到他开始服用小剂量（20 mg）的锂，他的生活才恢复正常，并且他找到了工作。

25 年来，我一直在给患者开小剂量的锂。小剂量的锂有助于患者稳定情绪，有助于瘾君子走出困境，有助于减缓或阻止老年人的记忆力衰退。此外，小剂量的锂还能有效减少或消除多动症儿童的暴躁、愤怒和攻击性。

加减治疗计划治愈患儿的故事

患儿：彼得和伊桑

治疗：锂缺乏

第一个故事的主人公是从服用小剂量的锂中获益良多的 4 岁多动症患儿彼得。

彼得一直在严重的多动症症状中痛苦挣扎。由于他的干扰行为，老师让他的父母把他从幼儿园领回家，班上的其他孩子也不理睬他。

彼得的父母迫切地想改善这种状况，于是帮助他戒除两类容易导致过敏的食物，一类是乳制品，另一类是小麦制品。然而，这对改善彼得的行为没有帮助。

彼得第一次来我的诊所就诊时，我发现他有滥用药物的家族史。多年来的经验告诉我，能从服用小剂量的锂中受益的患儿往往都有这样的家族史。

此外，我亲自感受到了彼得的愤怒和攻击性，这些症状正适合用小剂量的锂来消除。

根据这两项临床指标，我安排彼得做了一项检查——毛发矿物质检查，它可以检测出长期以来人体内的锂水平。

正如我所猜测的，检查结果显示彼得的锂水平为"无法检测到"，也就是说在他的毛发中检测不到任何锂。根据这些年来的上万份检测结果，我明白无法在毛发样本中检测到锂很可能代表彼得缺乏锂。

在我看来，显然彼得可以从服用小剂量的锂中受益。但是，作为一个 4 岁的孩子，他只需要服用很小剂量的锂。我让他每日服用一次，每次服用 0.25 mg，而且服用的是口服液。

锂是彼得唯一需要服用的营养素。随着日子一天天过去，彼得的攻击行为开始减少，他能参加集体活动了，与他的哥哥和妹妹相处得更好了，并且不那么多动了。

第二个故事的主人公是 8 岁的伊桑，一名有着严重行为问题的孩子，他也通过服用锂受益匪浅。

和彼得一样，伊桑很容易焦躁，对其他孩子不友好，在教室里捣乱。他的父母经常被老师叫到学校讨论如何处理伊桑的行为问题。老师总是说伊桑早熟、聪明，还说伊桑因为他自己的焦躁和攻击性变得疲惫不堪。

医生给伊桑开了一种中枢兴奋药，但是，这种药并没有控制住他的症状。相反，伊桑变得更焦躁了。伊桑也尝试过其他中枢兴奋药，但每一种对他来说都有副作用。

在见到伊桑并见识了他的焦躁和攻击性后，我安排伊桑进行了一系列营养素检测，包括毛发矿物质检查。和彼得的检测结果一样，伊桑的毛发中也检测不到锂。我还了解到，伊桑的父母都有抑郁和滥用药物的家族史。

我开始让伊桑每日服用 1 mg 锂。伊桑的父母和老师注意到伊桑的行为在 2 周内就有所改善。我让他把剂量增大到每日 2 mg。在接下来的 2 个月里，伊桑在课堂中的干扰行为减少了，他可以加入同龄人的活动了，并且对欺负其他孩子失去了兴趣。

伊桑坚持每日服用锂近 2 年才停止服用。他在学校里再也没有出现过行为方面的问题了。

科学依据：锂具有治疗多动症的作用

所谓的轶事型证据，如彼得和伊桑的故事，是非常令人信服的。但这并不能令医生和科学家信服，他们更看重科学研究领域的有效证据。显然，有相当多的科学研究表明，锂能够有效地缓解多动症患者的暴躁、愤怒、攻击性以及其他症状。虽然这些研究是关于大剂量的锂的，但是，根据我的临床经验，小剂量的锂也具有类似的效果，而且更安全、更有效。

锂减少攻击性的效果是利他林的 2 倍。

一支由精神病学家和神经病学家组成的研究团队对患有多动症的年轻人（平均

年龄为 25 岁）进行了研究。分别服用利他林和锂 2 个月后，研究对象的多动症症状均有改善，攻击性、暴躁、冲动、多动、不安和反社会行为都减少了。但是，锂对几种关键症状的改善效果优于利他林。服用锂的患者的攻击性、暴躁和反社会行为分别减少了 71%、42% 和 28%，服用利他林的患者的则分别减少了 26%、35% 和 20%。

患者服用锂后，打架、欺凌他人、发脾气、不友好和多动等行为均有所减少。

在患有多动症的儿童和青少年中，有 25%~45% 的人有品行障碍。品行障碍指一系列情绪和行为问题，包括欺凌他人、挑衅滋事、偷窃、撒谎、逃学，甚至更极端的虐待动物和纵火等反社会行为，常常伴有愤怒和攻击性。

在美国纽约大学医学中心的精神病学家开展的一项研究中，81 名因"难治性"品行障碍住院的儿童接受了锂或氟哌啶醇（抗精神病类药物）的治疗。虽然两者都减少了患儿的症状，但是锂在减少攻击性和敌意方面更有效。

锂优于氟哌啶醇的另一种表现是，锂在发挥作用的同时不会使患儿昏昏欲睡。

"在评价锂或氟哌啶醇的作用时，"精神病学家说，"研究人员一致认为，锂能减少患儿的爆发性行为。正因如此，其他积极的变化会随之发生，而氟哌啶醇只能使患儿更易于管理。"他们继续说："相当多的服用氟哌啶醇的患儿说他们感到'迟钝'，而服用碳酸锂的儿童说，他们觉得这种药物'有助于控制'自己。"

一名 11 岁的男孩入院时"暴躁，有攻击性、破坏性和危险性"，然而，服用锂后，他"成为病房中的领导者，非常照顾年幼的孩子"。

还有其他类似的关于品行障碍和锂的研究。下面列举 3 项最具代表性的研究的报告。

第一项研究的报告发表在《美国儿童和青少年精神病学学会杂志》上。50 名 5~12 岁的有品行障碍的儿童被分成两组，其中一组服用锂。6 周后，服用锂的儿童的攻击性和不安减轻了，并且他们集中注意力的时间延长了。研究人员得出结论："锂可以消除多动症儿童的攻击性。"

第二项研究的报告发表在《普通精神病学文献》[*Archives of Ceneral Psychiatry*，即现在的《美国医学会杂志·精神病学》（*JAMA Psychiatry*）] 上。医生研究了 40 名有品行障碍的儿童（平均年龄为 12 岁），其中 20 名儿童服用锂。1 个月后，在服用锂的儿童中，16 名的攻击行为明显减少。

我想把第三项令人印象"非常"深刻的病例研究报告作为这部分的结尾。这项病例研究报告发表在 2014 年的《儿童和青少年精神药理学杂志》上。

> 海伦娜是一名 8 岁的女孩，经医生诊断，她患有多动症、破坏性行为障碍（有不合作、挑衅和敌对行为）和心境障碍（暴躁和抑郁）。医生给她开了许多药，包括中枢兴奋药、抗抑郁药和抗精神病药，但没有一种改善了她的行为。

> 关于海伦娜的问题，她的医生称，"包括大喊大叫、尖叫、扔东西、打人、咬东西和破坏物品"以及"挫折承受能力非常差，有多动、冲动和注意力不集中的症状"。

> 海伦娜被转诊到美国阿肯色大学医学院精神科。在所有治疗方法对海伦娜都不起作用的情况下，医生给她开了锂，并描述了之后发生的事情："服用锂后，海伦娜的症状明显得到了改善。注意力不集中、多动和不安的情况减少了，她的父母说她暴躁的状态减少了'60%~70%'。她的睡眠质量开始变好，她每晚能不间断地睡 6~7 小时。随着注意力的提高和多动的减少，她的学习成绩提高了。此外，她的情绪调节能力也显著提高了。"

锂是如何使海伦娜平静下来的？如何才能使锂继续发挥作用，使其他愤怒、有攻击性的孩子平静下来？

作为营养素的锂是如何发挥作用的?

对大脑来说，小剂量的锂是一种有恢复作用的滋补品，能够保护神经元（脑细胞的一种），平衡在神经元之间传递信息的神经递质。

平衡神经递质。

锂可以提高调节情绪和行为的神经递质——血清素的水平。锂还可以提高多巴胺的水平。众所周知，多巴胺是一种对改善多动症症状有关键作用的神经递质，多巴胺水平失衡会引发多动和情绪波动。此外，锂可以降低神经递质谷氨酸的水平；如果谷氨酸水平太高，神经元就会受损。锂还可以增强调节神经递质的酶——单胺氧化酶的活性；如果单胺氧化酶水平低，攻击行为就会增多。

保护脑细胞。

兴奋性中毒是神经元受脑内生化物质过度刺激而受损或死亡的过程，锂可以保护神经元，避免其发生兴奋性中毒。锂有助于激活神经营养因子，如滋养和保护神经元的 BDNF。此外，锂还可以提高 N-乙酰天冬氨酸（成熟神经元的生物标志物）的水平。锂甚至可以增加大脑灰质（神经元细胞体聚集的部位）。然而，锂的作用不止于此。

锂可以影响额叶皮层的基因表达，额叶皮层是大脑中控制攻击行为的区域。锂还可以减少大脑中的神经炎症，神经炎症是引起许多慢性精神障碍的因素之一。最后但同样重要的一点是，锂有助于将维生素 B_{12} 和叶酸转移到神经元中，维生素 B_{12} 和叶酸是大脑和神经系统其他部分保持健康所必需的物质。

为什么没有更多医生使用小剂量的锂？

正如你刚刚了解到的，对大脑来说，小剂量的锂是一种滋补品，有助于控制愤怒和攻击行为。那么，为什么没有更多医生知道小剂量锂的作用并用它治疗多动症呢？我想，有以下几种原因。

第一，推销或研究锂这种低廉的矿物质，制药公司得不到任何好处，因此，你永远不会在医学期刊上看到作为营养素的锂的广告。

第二，锂是治疗严重精神障碍的经典药物，所以医生没有考虑用锂治疗多动症。

第三，很少有医生理解和接受任何营养疗法。期待对营养医学不感兴趣的医生先了解药用的锂和作为营养素的锂的区别，再使用小剂量的锂，或许是一种奢望。

但是，如果你的孩子暴躁、愤怒、冲动、有攻击性，那么你可以在主治医师的指导下，让孩子服用小剂量的锂。下面是具体做法。

如何使用锂？

我会从以下 3 个方面判断多动症患者是否需要补充锂。请让我一一解释……

症状。

锂主要消除的不是注意力不集中，而是暴躁、愤怒、攻击性、冲动和多动。

具体来讲，受益于锂的患儿，是难以接受挫折、经常发脾气、可能在学校里乱扔东西或打老师、暴躁、对任何事情都不太满意的孩子。

家族史。

由于锂治疗双相情感障碍非常有效，你可能认为，有抑郁和情绪波动的家族史是多动症儿童会受益于锂的最有力的指标。然而，事实并非如此。多年来治疗儿童多动症的经验告诉我，关键的家族史因素其实是滥用药物。如果你的家族中有人存在滥用药物的问题，那么请你尽可能坦诚地把这件事告知主治医师，因为滥用药物的家族史可能是你的孩子需要服用小剂量锂的指标。

不过，双相情感障碍的家族史也很重要，抑郁或自杀的家族史同样如此。对我来说，即使远亲存在滥用药物、双相情感障碍、抑郁或自杀的问题，患儿也可能需要服用小剂量的锂。

毛发矿物质检查的结果。

毛发矿物质检查会检测人体内许多矿物质的水平，包括镉、铅、汞等有毒元素的水平，以及钙、镁、锂等必需元素的水平。大多数儿童的毛发中可以检测到锂，他们不需要补充锂。（但是几乎所有具有上述症状的多动症儿童，都有可能从服用小剂量的锂中获益。）

关于需不需要补充锂的问题，我还想提一下已故的雪莉·莱西（Shirley Lacy）博士的研究。她是一位获得认证的临床营养师，也是一本关于多动症的书的作者，同时，她自己就是一名多动症患者。她对 29 名多动症儿童开展了一项研究，检测了他们毛发组织中矿物质的水平。检测结果显示，25 名患儿的锂水平低于可检测到的水平。她还发现，其中 22 名患儿的父母或祖父母患有精神疾病（如双相情感障碍和抑郁症），并且他们已经通过服用锂有效治疗了这些疾病。莱西博士的研究结果与我 30 多年的实践经验相符：许多多动症儿童的锂水平很低，并且家族史是一种可靠的判断锂缺乏的依据。

要点。

符合一项指标就有充分的理由让患儿服用小剂量的锂：有易怒和攻击性等行为方面的症状；有滥用药物的家族史，或上面提到的其他家族史；体内锂水平低或者检测不到锂。关于如何服用锂，下面是我的建议。

剂量和形式

对 6~15 岁的患者，我建议每日服用 1 mg（相当于 1000 μg 或半滴管口服液）。每日 2 次，每次 1/4 滴管（500 μg），随餐服用。

我推荐倍宜的产品"锂口服液"（Lithium Liquid），该产品中的锂是柠檬酸锂。

即使没有医生的批准或监管，每天让你的孩子服用 1 mg 或更少的锂也没问题，很多父母都这样做。但是，如果要增大剂量，你应该向主治医师咨询。

对大多数 16 岁及以上的患者来说，我建议把最初的剂量定为每日 2 mg，或每日 2 滴管口服液，并维持这一剂量：早餐时服用 1 滴管；夜晚睡觉前服用 1 滴管（有助于睡眠）。如果 30 天内症状没有改善，可以考虑把剂量增大到 5 mg。（每天超过 5 mg 的剂量可能适合同时患有多动症和有抑郁家族史的青少年。）但为了最大限度地保证安全，我建议只有在医生的批准和监管下，才能让患者每日服用 2 mg 以上的锂，而且必须选择在营养补充剂方面有丰富经验的医生。

但请记住，2~5 mg 不是大剂量。这个范围的上限仅仅比美国人从饮食中摄入的锂的含量（1~3 mg）高了一点点。

还要记住，作为营养素的柠檬酸锂和乳清酸锂与作为药物的碳酸锂，功效其实是一样的。只不过，柠檬酸锂和乳清酸锂更容易被人体吸收，可能引发的副作用也更少。

还有一点要说明：我不推荐使用天冬氨酸锂。因为天冬氨酸锂是一种兴奋性毒素，它可以导致神经冲动在神经元之间快速传递，从而引发头痛和脑部炎症。

预期的结果

如果锂有效，那么你通常会在 2~4 周内看到孩子的行为改善。

如果服用锂 3 个月后，孩子的暴躁、愤怒或攻击性并没有减轻，就让孩子停止服用锂。

安全性

在让患儿服用小剂量的锂的这么多年里，我从来没有看到副作用出现，从来没有。然而，在极少见的情况下，孩子会过于安静和平静，情绪没有任何起伏，或者孩子说自己"觉得不对劲"。如果出现这两种情况，就让孩子停止服用锂。

如果主治医师不了解如何使用作为营养素的锂，那么还有一点需要你与他沟通：让孩子服用药用的锂时，需要监测孩子的锂水平，因为剂量过大有危险性；让孩子服用作为营养素的锂时，情况则不同，不需要监测孩子的锂水平。

锂在理论上的禁忌证（不适合使用某种药物或方法的情况）是亚临床甲状腺功能失调，因为大剂量的锂会损伤甲状腺。然而，如果我的孩子甲状腺功能失调，但同时需要服用小剂量的锂，那么我会毫不犹豫地让孩子服用锂。因为，在临床实践中，我发现小剂量的锂非常安全，没有患儿因服用出现意外。

我的导师和同事赖特博士同意这一观点：在他的临床实践中，即使患者每天服用锂的剂量高达 40 mg，锂也非常安全，没有出现副作用。

要点

我已经看到了作为营养素的锂的许多积极作用——减轻暴躁、愤怒和攻击性，使患儿更加快乐、平静和专注。毫不夸张地说，作为营养素的锂可以为你的孩子和你带来新生活。

治疗多动症的行动计划

+作为营养素的锂

请按以下步骤实施本章讨论的控制多动症症状的行动。

第一步：你的孩子有需要补充作为营养素的锂的迹象吗？有滥用药物、双相情感障碍、抑郁或自杀的家族史吗？有暴躁、愤怒和攻击性的表现吗？

第二步：如果有，与主治医师谈谈检测孩子的锂水平的问题——做一次毛发矿物质检查。

第三步：如果检查结果表明孩子的锂水平低或"无法检测到"，就需要让孩子补充小剂量的锂。（如果没有条件做检查，但孩子有第一步所说的迹象，那么你可以让孩子按照前文提到的剂量补充锂。）

第四步：让孩子补充作为营养素的锂。

16 岁及以上：每日服用 2 mg，分 2 次（在早餐时和睡前）服用。如果 4 周内孩子的症状没有得到任何改善，就考虑把剂量增大到每日 5 mg，但必须在有经验的医生的批准和监管下才可以。

6~15 岁：从每日服用 0.5 mg 开始，为期 1 周。1 周后，把剂量增大到每日 1 mg，分 2 次随餐服用。服用锂口服液。

第五步：如果孩子服用作为营养素的锂 3 个月后，其症状没有改善，就让孩子停止服用。

第4章
平衡的铜锌，正常的行为

－铜　＋锌

饮食中包含的矿物质可以分为两类：一类是人体每天所需较多的矿物质，叫"常量元素"（比如钙）；另一类是人体每天只需一点点的矿物质，叫"微量元素"（比如锌和铜）。

我会同时介绍锌和铜，因为它们在人体内的关系有点儿像跷跷板的两端：一端升高，另一端就降低。锌的水平升高则铜的水平降低，反之，铜的水平升高则锌的水平降低。

多动症儿童的"铜锌跷跷板"很容易失去平衡。太多铜会伤害大脑，而足够的锌是保持大脑健康的必要条件。遗憾的是，在临床实践中，我发现接近一半的患儿体内的铜太多而锌太少！当我与患儿的父母和患儿一起努力，使患儿体内的锌和铜恢复平衡后，患儿的多动症症状几乎都得到了显著改善。

在讨论加减治疗计划中的这一关键疗法之前，让我们了解一下锌和铜以及它们对大脑的作用。

锌对蛋白质（几乎所有细胞的重要成分）和酶（"点燃"细胞活性的"火花塞"）的合成至关重要。换句话说，在人体每个细胞生成和发挥作用的过程中，锌是不可或缺的物质。锌还有助于人体合成几种在神经元之间传递信息的神经递质，包括多巴胺、去甲肾上腺素和血清素。平衡这些神经递质是有效解决多动症儿童脑内物质失衡和行为失衡问题的关键。

此外，锌有助于人体合成褪黑素。正常的睡眠−觉醒周期是保证人白天正常工作的必要条件，而褪黑素是调节睡眠−觉醒周期的激素。此外，褪黑素也参与神经递质的合成。

锌对维持大脑内海马的功能有重要作用。海马是大脑中把短期记忆转化为长期记忆的结构。

事实上，锌滋养着整个大脑中的神经元：它是稳定神经元细胞膜必不可少的微量元素，能够保护神经元免受氧化反应的损伤（对细胞内部的损伤），使神经元保持活力。

没有锌，我们将无法思考。

和锌一样，铜也有闪光的一面：每天摄入微量的铜是保持人体健康的必要条件。但是，过多的铜会使人头痛、脱发、恶心和食欲不振，并且会损伤人的肝和肾。因为铜会阻止平衡情绪的神经递质——血清素的产生，所以过多的铜会引发情绪、精神和行为问题（从普通的沮丧和焦虑到严重的偏执狂和精神病）。在铜过量可能引起的众多症状中，有一些属于多动症的症状，特别是多动、冲动和有攻击性。

铜水平高而锌水平低是一种我们不希望孩子出现的情况。因此，确保锌的水平足够高——用来抵消过量的铜造成的影响——非常重要。

科学依据：高锌 / 低铜对治疗多动症的重要性

自 1990 年开始治疗儿童多动症以来，我见过数千名铜锌失调的患儿。就在我写这本书的时候，许多关于这个问题的研究报告也发表了。

多动症儿童体内的锌水平低。

美国耶鲁大学儿童研究中心的研究人员发现，多动症儿童体内的锌的水平比健康儿童的低得多。事实上，30% 的多动症儿童严重缺乏锌，这意味着他们体内的锌水平极低。

锌水平低意味着多动和注意力不集中。

研究人员检测了 118 名多动症儿童的锌水平，发现血锌水平最低的儿童表现出了最严重的注意力不集中、注意力易分散、多动、冲动、焦虑和其他多动症症状。以上症状的等级是根据康氏儿童行为量表（一种被广泛使用的量化儿童行为问题的标准化表格）父母问卷的分数评定的。

研究人员在医学杂志《儿童精神病学与人类发展》（*Child Psychiatry and Human Development*）上发表的论文称，患儿"锌水平低可能会导致更严重的多动……行为问题和焦虑"。

缺锌与脑电波异常。

一支由神经病学、精神病学和生物化学领域的专家组成的团队对 28 名男孩进行了研究。他们发现患多动症的男孩的锌水平较低并且这些男孩有异常的脑电波，这些异常的脑电波可能干扰他们"处理信息"（集中注意力）和"抑制"（冲动）的能力。

锌补充剂能减少多动症的症状。

医生对 218 名三年级学生开展了一项研究，让一半学生每天服用 15 mg 锌。服用锌补充剂的学生的多动、注意力不集中的现象和反抗行为明显减少了。值得注意的是，这些学生体内的锌在研究开始时就处于正常水平！

缺锌会减弱治疗多动症的药物的疗效。

其他研究表明，通过检测锌水平可以预测中枢兴奋药对多动症患儿的效果：锌水平越低，药物的效果就越差。例如，对锌水平低的多动的患儿来说，利他林的有效性降低了 60%。

锌可以提高利他林的疗效。

发表在《BMC 精神病学》上的一篇研究报告称，一组多动症患儿服用锌补充剂和利他林，另一组多动症患儿只服用利他林，根据患儿父母对患儿的评价，同时服用锌补充剂和利他林的患儿的多动症症状得到了更明显的改善。

关于铜／锌比值和多动症的研究。

科学期刊《生物微量元素研究》（*Biological Trace Element Reasearch*）曾发表过一项研究的报告。在这项研究中，一位儿童精神病学家、一位生物化学家和一位微量元素领域的专家对 108 名 6~14 岁的儿童进行了评估，其中的 58 名儿童在 6 岁或 7 岁时就被确诊患多动症。

研究之初，研究人员检测了这些儿童体内的锌水平和铜／锌比值。鉴于你对这个问题的了解，我想你不会对这项研究的结果感到惊讶。

总的来说，多动症儿童体内的锌水平更低，铜／锌比值更大（高铜／低锌）；未患多动症的儿童的锌水平正常，铜／锌比值正常。铜水平最高且锌水平最低的多动症儿童在注意力方面的问题最多。

以上这些研究结果只是许多相似的研究结果的代表，更不用提我用锌有效治疗儿童多动症的实践经验。在临床实践中，我会检测患儿是否存在高铜／低锌的情况，如果存在，就让患儿服用锌补充剂。最终，患儿的症状往往可以得到改善。

加减治疗计划治愈患儿的故事

患儿：9 岁男孩迈卡

治疗：锌缺乏和镁缺乏

"我不记得最近一次全家一起去餐馆是什么时候了，只记得那次很开心。"迈卡的父亲弗雷泽没精打采地说。"和家人出去吃饭是我从小就喜欢的事情，我很期待和家人一起做这件事情，"他垂下眼睑，继续说，"但现在我们还做不到。"

多动症儿童的父母所面临的挑战是常人难以想象的。由于迈卡不注意细节、暴躁和易怒，大多数适合全家人一起参与的活动对迈卡的家庭来说都非常难。

他们不仅不能一起出去吃饭，他们的家庭生活也充满艰辛。迈卡没有朋友，也不参加同学聚会。他会突然发怒，对他的父母说自己多么"恨他们"，甚至威胁父母要伤害他们。

"我知道一个 9 岁的孩子不会真的伤害到我们，"他的母亲伊莎贝尔对我说，"但是，他在慢慢长大，总有一天他真的能伤害到我们。我很担心。"

"我更愿意去上班，"弗雷泽补充道，"在家里，我总觉得如履薄冰。"

以前的诊断和用药。

迈卡在 6 岁时经医生诊断患多动症并开始服用药物，但他一直在药物副作用的影响下痛苦挣扎。现在他的父母很纠结：要么继续让迈卡吃药，眼睁睁地看着他遭受药物副作用的折磨；要么随时准备面对迈卡不可预测、令人不安的行为。

检测。

我发现在我和迈卡单独沟通的时候，他出奇地配合。就像每个患多动症的孩子一样，迈卡不想变坏，他只是控制不住自己。拿到实验室的检测结果后，我发现了原因：迈卡缺镁，并且铜水平过高、锌水平过低。

加减治疗。

我让迈卡补充镁和锌。

治疗结果。

2个月后，迈卡的父母打电话告诉我，老师在迈卡身上看到了巨大的变化。迈卡的父母也注意到，迈卡现在可以参加活动，完成任务，更好地和同龄人交流。"这是个奇迹，"弗雷泽说，"我们全家甚至可以一起出去吃饭了！"

铜过量可能导致的迹象

许多迹象都表明多动症儿童存在铜锌失调（高铜／低锌）的情况。在这里我会按照从多到少的顺序，一一描述这些迹象。即使你的孩子只表现出其中一部分迹象，让他补锌也是一个明智的选择。

治疗多动症的中枢兴奋药（如利他林）不起作用，甚至使孩子的情况变得更糟。

根据我的临床经验，中枢兴奋药对铜过量的多动症儿童没有明显的效果。铜过量的患儿服用中枢兴奋药还容易出现更多副作用，比如变得更不安和更焦虑，睡得不好，或者没有食欲。

多巴胺是一种神经递质，能够使人头脑清醒、思维敏捷、情绪积极，并且产生寻求快乐或被赞赏的感觉的动力，大多数治疗多动症的药物通过提高体内多巴胺的水平来发挥作用。在正常情况下，铜是有益的，因为它有助于多巴胺的合成。但是，过量的铜会导致多巴胺过量，进而导致去甲肾上腺素过量，从而引起多动、焦虑、暴躁和有攻击性等症状。因此，在铜过量的情况下，增强多巴胺可用性的药物只会让情况变得更糟！

3-（3- 羟基苯基）-3- 羟基丙酸（以下简称 "HPHPA"）是肠道菌群失调的副产品，HPHPA 过量也会导致多巴胺过量。在临床工作中，我看到许多多动症儿童既有铜过量的问题，又有肠道菌群失调的问题，只有解决了这两个问题，他们的症状才能得到改善。因此，首要任务是检测是否存在铜过量和肠道菌群失调的问题；如果存在，就及时解决。

饮用水中铜的含量过高或者曾经过高。

自 20 世纪 60 年代以来，铜水管常用于美国的住宅中。随着水管逐渐被腐蚀，铜离子会进入饮用水。奇怪的是，较新的住宅出现这个问题的可能性更大，因为随着时间的流逝，铜水管的内表面会形成保护层，它能够隔开水和铜。（铜锌合金制成的黄铜管也能避免饮用水中铜含量过高的问题。）

有几种方法可以使你的孩子（和你自己）免受饮用水中铜的影响。

- 让自来水流动起来。如果几小时内没有打开过水龙头，那么先让自来水流 30~60 秒再使用。

- 不要直接饮用水龙头里的热水，也不要直接用水龙头里的热水做饭。热水溶解铜的速度更快。如果需要喝水或做饭，请从水龙头里接冷水，将其加热后使用。在用水给婴儿冲泡奶粉时，这一点尤为重要。

- 安装净水器。反渗透、超滤、蒸馏、离子交换等技术和活性炭都能去除水中过量的铜。

- 检测铜的含量。可以联系当地的自来水供应商了解水中铜的含量。美国国家环境保护局称，每 10 亿水分子中铜离子含量超过 1300 个就是有害的。此外，岩石中的铜可能进入井水。每年至少检测饮用水中铜（和其他污染物）的含量一次。

孩子挑食。

缺锌会使孩子味觉和嗅觉迟钝，食欲下降。更不可思议的是，缺锌的孩子厌恶肉。锌水平恢复正常后，你的孩子可能开始好好吃饭，而不再像以前那样把食物当成玩具。

孩子有消化问题。

锌是人体消化碳水化合物、蛋白质和脂肪所必需的微量元素，高铜/低锌的失衡可能是孩子容易出现消化不良问题的原因。

孩子喜欢素食或者是严格的素食者。

红肉、海鲜和鸡肉能够为人体提供大量的锌。因此，食素会使人体内的锌水平降低、铜水平升高。事实上，高铜/低锌的失衡也可能是孩子食素的原因。

孩子有过敏反应。

过敏反应是铜过量的常见症状，因为铜过量会削弱免疫系统的功能。

孩子指甲上有白色斑点。

医生可能不认可"指甲上有白色斑点是锌缺乏的症状"，因为他们认为这是民间传说而非科学事实。而我会让指甲上有白色斑点的患儿做检测，检测结果表明，锌缺乏的情况在这些患儿中很常见。

孩子有睡眠问题。

正如我在前面指出的，褪黑素是一种有助于入睡的激素，锌对褪黑素的合成起关键作用。如果你的孩子睡眠质量很差，那么他很可能需要更多的锌。

孩子过于活跃，并且在婴儿期就有睡眠问题。

如果母亲在怀孕时体内的铜过量，婴儿体内的铜就可能过量。母体会自动把多余的铜转移到胎盘，然后传递给胎儿。你的孩子可能出生时就存在高铜/低锌的失衡情况，并且有多动和有睡眠问题这两种多动症的常见症状。

孩子开始进入青春期。

开始进入青春期的患者的多动症症状会加重。一个主要的（同时经常被忽略的）原因可能是，人体在青春期代谢旺盛，会消耗更多的锌，有时这会导致体内的铜过量。

孩子正在承受压力。

难道不是吗？在生活中的每时每刻——在学校时，在家时，和朋友在一起时，多动症儿童都承受着压力，没有任何喘息的机会。过大的压力会使"压力激素"皮质醇的水平过高，从而抑制锌的活性。缺乏平衡脑内物质的锌，孩子更有可能觉得被压力压得喘不过气来，从而产生更多皮质醇，进一步抑制锌的水平。让孩子补充锌可以打破这一恶性循环。

孩子是从不停歇的竞技运动员，经常练习和比赛。

锌会通过汗水流失，每日高强度的运动会促进体内锌的排出。严格的素食者和吃素食的运动员缺锌的风险尤其高。

孩子接触过双酚 A。

双酚 A 是一种可以与锌结合，从而阻碍锌发挥作用的化合物。在世界范围内，每年生产的双酚 A 达数百万吨，这些双酚 A 通常被用于制作食品罐内涂层、塑料产品和收据上的涂层。然而，即使不含双酚 A 的产品也无法保证是安全的，因为这些产品可能包含其他可以与锌结合的化学物质。（事实上，许多环境毒素也会消耗锌。）

美国国家环境卫生科学研究所提供了一些减少接触双酚 A 和类似化学物质的方法：不用微波炉加热聚碳酸酯塑料容器；避免使用标识为 3 或 7 的可回收塑料容器，因为它们可能含有双酚 A；选用玻璃、陶瓷或不锈钢容器，特别在盛放热的食物或饮料时；使用无双酚 A 的婴儿奶瓶。

孩子同时患多动症和厌食症。

神经性厌食症的症状与锌缺乏的症状——食欲降低和回避肉类食物、味觉和嗅觉下降、进食后恶心和腹胀、失眠和睡眠质量差、抑郁、无法专心——几乎完全相符。好消息是，一项研究表明，患厌食症的青少年每日补充 50 mg 锌可以改善进食障碍的许多症状。

一点点铅就会损害孩子的大脑

铜是一种重金属，这意味着它的密度很大，而且可能对孩子正在发育的身体和大脑造成非常大的损害。但是，还有一种众所周知的对孩子大脑有害的重金属——铅，比如来自铅制水管的铅。

美国政府发现，密歇根州弗林特市的饮用水中铅的含量极高，该市许多儿童血液中铅的含量也高。在我写这本书的时候，一些新闻报道称，儿童因被污染的水而发生铅中毒，弗林特市铅中毒儿童的比例是克利夫兰市的 2 倍（克利夫兰市的比例为 7%，弗林特市的比例为 14%）。正如《纽约时报》（*New York Times*）中的一篇报道所说，"……在克利夫兰市和其他许多城市中，儿童血铅水平过高一直是一种常见的现象……很大程度上是因为几十年来人们对含铅的家用涂料已经不那么抵制了"。"除非国家努力解决这个问题，否则它将持续数年，"研究铅的权威专家，西奈山医学院儿科教授菲利普·J. 兰德里根（Philip J. Landrigan）说，"在美国，铅的危害是一个大问题，只要想到这个问题，我就感到无比沮丧。"

换句话说，对美国各地的父母和孩子来说，铅中毒是一件很可能发生的事情，血液中含铅的事实非常令人担忧。科学研究证明，只要血液中含铅，孩子的大脑就会受损。铅是不安全的，它在血液中的含量没有所谓的安全范围。它是一种神经毒素，可以损伤帮助神经元传递信息的突触。血铅水平越高，孩子就越可能出现智商低和注意力不集中的问题。研究人员比较 256 名儿童的血铅水平和多动症症状后发现，"即使学龄儿童的血铅水平很低，低于 0.05 mg/L，铅也与注意力不集中、多动和学习困难等问题的出现有关"。

好消息是，自 1978 年美国禁止铅用于商业用途以来，汽油、家用油漆、食品罐以及烟囱污染物中铅的含量急剧下降了。

但这并不意味着铅的危害不再是问题。

建于 1978 年以前的房子里的油漆碎片和灰尘中都有铅。6 岁及以下的儿童如果误吞了这样的碎片或吸入了这样的灰尘，就很可能要承受重金属对他们脆弱的大脑造成不可逆的损伤的风险。

预防铅中毒。

如果你的孩子患有多动症，那么请带他检测一下血铅水平。在孩子 2 岁以前，医生会定期检测其血铅水平，但在孩子 2 岁以后，医生就很少给孩子做这项检查了。这是错误的。

我的患者中有一名 5 岁的孩子，在他 2 岁时，医生发现他的血铅水平稍微有点儿高，但是没有让他服用排铅药物，因为医生认为孩子的血铅水平不到令人担心的程度。然而现在，这个孩子有严重的多动和其他行为问题。

如果你的孩子的血液中检测到了铅，那么就相关的治疗方案问题你应该向主治医师咨询。血铅水平高是一个严重的健康问题，但这个问题可以通过服用排铅药物解决。以下是其他几种有助于把血铅水平保持在最低值的方法。

清扫灰尘！

儿童接触到铅的最常见途径是接触受到铅污染的灰尘。你如果住在建于 1978 年以前的房子里，那就应该每 2~3 周用湿拖把清扫一次地面，并且用湿抹布擦去家具表面的灰尘。

注意饮用水（和第 59 页的建议相同）。

让自来水流动起来。不要用水龙头里的热水做饭。安装并使用净水器。定期检测饮用水中的铅含量。

让孩子在玩耍后、吃饭前和睡前洗手。

玩具和土壤也可能被铅污染。定期清洗玩具；为孩子准备一个装有沙子的大箱子，并鼓励他在里面玩。

不要太担心新闻中提到的另一种重金属——汞。

很多人担心吃的鱼、补牙所用的汞合金、被污染的空气以及疫苗中的汞会使体内汞的水平升高。为上万名儿童治疗多动症 30 多年来，我发现只有少数几名患儿的多动症症状是由汞的水平过高引发的。

检测铜是否过量

只有一种方法可以确定你孩子体内的铜水平是否过高以及锌水平是否过低，那就是进行毛发矿物质检查。这是一项检测毛发组织中锌和铜的水平的检查。医生可以根据检测结果确定你的孩子是否存在铜过量和锌缺乏的情况。如果存在，解决这个问题的最简单明了的方法就是补充锌。

治疗铜过量的方法是补充锌

补充锌后，体内的铜自然会减少，这是解决铜锌失调（高铜／低锌）问题的最佳方式。

我认为在没有医生批准和监管的情况下，让多动症儿童服用锌补充剂是安全的，但有一个附加条件——补充的剂量取决于孩子的年龄。

12 岁及以上：每日 2 次，每次服用 30 mg，随餐服用。（我开的是被研究得最多、最容易被人体吸收的吡啶甲酸锌。）

6~11 岁：每日 2 次，每次服用 15 mg，随餐服用。

5 岁及以下：除非有医生指导，否则不建议补充锌。我很少建议给 5 岁或更小的儿童补充锌，因为他们的多动症症状更可能是肠道菌群失调（见第 5 章）或食物过敏与食物敏感（见第 6 章）引发的。

锌是一种矿物质，而不是一种快速发挥作用的药物：补充锌 3~4 个月后，多动症儿童的铜／锌比值才能恢复到正常水平。多动症儿童应该持续补充锌至少 6 个月，然后再做一次检查。如果你的孩子在补充锌之前没有做过检查，那么根据他的症状在补充锌后发生的变化，你也可以知道补充锌是否有效。

如果 6 个月后孩子的铜水平和锌水平恢复平衡，但是他的多动症症状仍然没有得到改善，那么你和主治医师可以考虑重新让孩子服用之前没有效果，甚至加重孩子症状的治疗多动症的药物。在铜／锌比值恢复正常之后，药物可能就能起作用了。

此外，如果检查结果显示孩子的铜／锌比值已恢复正常，那么你可以考虑把孩子正在服用的锌补充剂换成复合维生素-矿物质补充剂（确保它至少含有 15 mg 锌且不含铜）。如果孩子的症状得到了改善，就继续这样服用。

吃富含锌的食物可以吗？

你可能想知道，应不应该让孩子通过多吃富含锌的食物，如红肉、海鲜、鸡肉、奶酪、全谷物食品、添加了锌的早餐麦片、豆类和坚果，来改善铜锌失调的问题。

我的答案是"不应该"。

　　当然，这些都属于推荐患儿食用的食物。但是，只通过让患儿吃富含锌的食物解决铜过量的问题是行不通的。用这种方式降低铜水平和提高锌水平几乎不可能，更不可靠。就像按照任何特定食谱吃饭一样，试图让孩子持续地多吃富含锌的食物肯定会让孩子（和你自己）发疯。解决体内铜锌失调问题的最佳做法是让孩子服用锌补充剂！

治疗多动症的行动计划

−铜　＋锌

请按以下步骤实施本章讨论的控制多动症症状的行动。

第一步：观察你的孩子是否有铜锌失调的迹象。如果有，你可以考虑让孩子补充吡啶甲酸锌。

12 岁及以上：每日 2 次，每次 30 mg，随餐服用。

6~11 岁：每日 2 次，每次 15 mg，随餐服用。

5 岁及以下：不推荐服用锌补充剂！

第二步：为了确定铜和锌的水平，请医生对孩子的毛发组织进行检测。如果检查结果显示铜水平高，就必须让孩子按照第一步补锌。

第三步：如果你的孩子做了检查并且铜水平很高，那么在持续补锌 6 个月后，让孩子再做一次检查。如果孩子的铜水平恢复正常，但他仍然存在行为问题，就考虑让孩子重新服用治疗多动症的药物（在孩子补锌以前没有效果的药物，在孩子补锌之后很可能变得有效且没有副作用）。此外，如果孩子的铜水平和锌水平已经恢复正常，就把锌补充剂换成至少含有 15 mg 锌且不含铜的复合维生素–矿物质补充剂。

第四步：如果你的孩子患有多动症，请你一定带他去检查血液中铅的含量，然后带着检查结果向医生咨询以排除铅中毒的可能性。

在多动症儿童补充锌的过程中，一个罕见但可能出现的问题是：补锌可能使铜从人体的组织排入血液，这可能导致患儿身体和行为方面的症状（如焦躁、多动、头痛和胃痛）在好转之前加重。如果发生这种情况（再说一次，这种可能性非常小），先停止补锌几天，直到症状加重的情况消失，再重新开始补锌，每日 1 次，剂量减半。如果 3 周内症状稳定，再把次数增加为每日 2 次。

第 5 章
治愈肠道，助力大脑

－肠道菌群失调　＋益生菌

　　我想以马克和萨姆的故事引出本章的内容。他们俩经医生诊断都患有多动症。但是，他们的父母和主治医师都不知道他们还患有肠道菌群失调，即肠道内的有害菌过度繁殖。在马克和萨姆的肠道菌群失调得到治疗后，他们的多动症症状就显著减少了。

　　马克顽皮且精力充沛，他的老师说，马克在课堂上是一个"扰乱秩序"和"不明事理"的学生。马克很难把注意力转移到新开展的活动上。有时，即使被告诫，他还是对他的兄弟姐妹或同学有攻击行为和暴力倾向。不过，马克聪明并且没有学习障碍。

　　7 岁时，马克被医生诊断为"多动症的极端病例"，并开始服药。服药后，马克的症状未见好转，攻击性、不安和焦虑反而加重，他还出现了食欲下降和发声抽动的情况，这些是他所服药物的副作用。

　　在我诊所的办公室里，7 岁的马克似乎很害羞，有点儿孤僻。但几分钟后，他的注意力就飞向了四面八方。他发现了可以玩的磁铁，但只玩了几分钟就把它们推到一边去了。不一会儿，他想离开办公室。在他打开门时，他的父亲抓住了他，他挣扎着扭来扭去，并且开始尖叫。

我安排马克做了有机酸检测。这是一项可以在很大程度上发现代谢异常的尿液检测。检测结果显示，马克尿液中 HPHPA 的水平高。梭状芽孢杆菌是一种能够对肠道造成严重伤害的细菌，HPHPA 是梭状芽孢杆菌的有害代谢产物。HPHPA 会使神经递质多巴胺的水平过高，从而引发多动和攻击行为（我会在后面详细解释这一点），这正是马克存在的问题。

我让马克补充高剂量的益生菌以减少体内的梭状芽孢杆菌和 HPHPA。

在后面 4 个月的复查中，马克明显平静多了。当马克的父母坐在沙发上时，马克和我一起坐在地板上玩磁铁。他很少说话，只是清楚地表明自己更喜欢学校，以及转身问他的父母诊疗结束后全家去哪里吃晚饭。在我看来，马克明显不那么焦虑了，与他人交流得更多了，能够仔细思考和在游戏过程中保持专注了。他的父母证实，私下里，他不再那么有攻击性，并且能认真地听课了。

马克虽然没有接受药物治疗，但是后来一直表现得很好。

萨姆是一名 9 岁的男孩。当时，萨姆和他的父母在我的诊所中候诊。他突然站起来，迈着有力的步伐、目标明确地走进我的办公室。我试着和他交谈，他快速回答了我的问题，同时不停地摆弄我办公桌上的铅笔、纸和本子。办公桌距离他父母坐的沙发和我坐的椅子很远，萨姆开始玩我的电脑，敲击键盘，并且问我电脑里有没有他能玩的游戏。

显然，萨姆的父母坐在那里很尴尬。他们不断地让萨姆坐下来，而且声音越来越大。但是，随着我们交谈时间的延长，萨姆变得越来越激动——他来回跑动得越来越快，回答问题时声音也越来越大。他的动作很激烈，我逐渐明白他的行为不是任性导致的，甚至不是故意的：他的身体里有一台驱动着他的思想、言语和行为的"自动引擎"。

因为萨姆变得越来越焦躁，萨姆的父亲只好带着他暂时离开我的办公室去走廊里散步。

他们离开后，我和萨姆的母亲继续沟通。在给我讲述萨姆在家里和学校里的表现时，萨姆的母亲明显非常痛苦。她告诉我，就与我刚才看到的一样，萨姆是个非常多动和不注意细节的孩子。在家里时，他不听父母的话并且爱发脾气；他在幼儿园时，老师两次要求他们带他回家，直到他好点儿才能回去。

经医生诊断，萨姆有严重的行为问题并患有多动症。在我见到他之前，他已经做过多次心理和精神评估。他也服用过中枢兴奋药，但他对药物的反应很大，变得更容易焦躁。随着他的攻击性和冲动性增强，医生给他开了抗精神病药维思通（Risperdal）。可是，服药后他昏昏欲睡，无法正常上学。医生还给他开了抗抑郁药百忧解（Prozac），尽管他并没有抑郁的迹象。

与马克一样，有机酸检测结果显示，萨姆尿液中梭状芽孢杆菌的代谢产物HPHPA水平极高。于是，我也给萨姆开了大剂量的益生菌，效果非常好。

萨姆服用益生菌30天后，他的父母就高兴地告诉我，萨姆的症状有所改善。萨姆能控制自己的行为了，并且萨姆的老师既高兴又惊讶地说，在课堂上萨姆能更积极地参与互动了——甚至有几天，他的行为表上出现了从未有过的星星！

3个月后我再见到萨姆时，他快速走到我的办公桌前，然后停下来，转过身，看着我问，他可不可以玩电脑。对萨姆来说，这片刻的犹豫（即停下来，想一想，然后征求同意）代表着勇气和胜利。显然，这是他在自尊方面取得的胜利。经过犹豫和眼神交流，他产生了一种强烈的幸福感。我从他的父母那里收到了一句充满感激的"谢谢！"，他们知道萨姆的生活已经发生了巨大的变化，在变得更好。

要想搞清楚马克和萨姆的症状为什么在他们服用益生菌后有所改善，我们首先要了解肠道中的有益菌和有害菌，了解这些细菌如何影响大脑，并且了解儿童滥用抗生素如何造成了肠道菌群失调的流行，从而影响了数百万美国儿童的大脑和行为。我们从细菌本身开始谈起吧。

肠道菌群

作为微生物，细菌无所不在。从沙漠里的沙子到南极的冰川，从海洋的深处到天空的大气层，地球上到处都存在着细菌。

人体的每一处都有细菌：分属于1000多个种类的100万亿个微生物快乐地栖息在你的耳朵、鼻子和嘴巴里，在你的手指、脚趾之间闲逛，并且在你的肠道，这个温暖、潮湿和条件良好的空间里蓬勃生长。

是的，你的肠道就像一间管状的房间，里面住着复杂的、千变万化的微生物群（也称菌群）。微生物群指一群占据某块特定栖息地的微生物。那么，这些肠道微生物是什么？它们在你的体内做什么呢？

许多人一直认为所有的细菌都是不好的，并且认为抗生素就是医疗卫士，专门阻止细菌在我们体内巧取豪夺。

确实，许多细菌会使我们生病。但是，也有许多细菌是帮助我们保持健康的伙伴，其中就包括我们称为"肠道有益菌"的细菌。肠道中这类微生物的重量可达1.4~1.8 kg，它们在维持人体健康方面发挥着至关重要的作用。称其为"有益的"有点儿轻描淡写了，"必不可少"才更适合用来形容它们。因为没有这些细菌，我们将无法生存。凭借在人体代谢方面的天赋，肠道有益菌在我们的身体中发挥着以下作用。

- 协助推动被消化的食物通过肠道。

- 缓解对食物的渴望和调节食欲。

- 使肠壁强壮和完好（而非脆弱和有漏洞）。

- 阻止有害菌繁殖。

- 对抗致癌物。

- 激活肠道内的免疫细胞（占人体免疫细胞的70%）。

- 保持肠道的酸碱平衡，使有益菌蓬勃生长。

- 参与激素的降解和释放。

- 制造必需脂肪酸、B族维生素和维生素K。

- 促进人体对维生素和矿物质的吸收。

鉴于肠道有益菌具有维持人体健康的作用，科学研究发现有益菌有助于预防、控制或逆转一系列疾病和健康问题就不足为奇了。这些疾病和健康问题包括高胆固醇、糖尿病前期和糖尿病、牙龈疾病和龋齿、普通感冒、流行性感冒和肺炎、绞痛、肠易激综合征、湿疹、阴道感染、慢性便秘、类风湿关节炎、肝硬化、超重、溃疡和冻疮、慢性肾脏疾病、炎症性肠病、过敏和哮喘、高血压等等。

除了在调节代谢和治疗疾病方面的益处，最近，科学家发现肠道微生物还以一种非常令人惊讶的方式影响人的生命。肠道微生物能够影响人的大脑，在人思考和感知的过程中发挥核心作用。它们可能影响多动症儿童的大脑，从而影响其行为。

基于科学研究结果和我的临床经验，在本章中我提出的基本治疗观点如下。

一些细菌（包括梭状芽孢杆菌）菌株会产生一种影响大脑的化学物质——HPHPA，这种化学物质会使多动症儿童变得更焦虑和更有攻击性。

这是个坏消息，但也有好消息。

一项普通的尿液检测，即有机酸检测，就可以检测出孩子体内的 HPHPA 的水平是否过高。如果过高的话，简单的综合治疗就可以调节肠道内的菌群，减少HPHPA，从而改善患儿的行为。

大脑与肠道菌群的联系

神经胃肠病学是研究大脑和肠道菌群的关系的科学，并且这一科学领域的研究正在不断更新和发展。发表在《神经科学杂志》（*Journal of Neuroscience*）上的一篇论文的标题为"肠道微生物和大脑：神经科学的一种范式的转向"，通过这个标题你可以清楚地感受到，科学思维发生了多么快速和根本的变化。神经病学家戴维·珀尔马特（David Perlmutter）的畅销书《菌群大脑：肠道微生物影响大脑和身心健康的惊人真相》（*Brain Maker: The Power of Gut Microbes to Heal Your Brain—for Life*）向读者介绍了这一取得突破性进展的领域。同戴维·珀尔马特博士一样，世界各地的神经病学家都意识到，肠道中的细菌在大脑的运作过程中起着巨大的作用。

该领域的研究人员发现，肠道和大脑之间的沟通（借助于他们称为"肠-脑轴"的渠道）是一个双向的过程，其作用是使人的身体维持在一个平衡的状态，即稳态。稳态的表现包括：体温不过高，也不过低；心跳不过快，也不过慢；消化频率不过高，也不过低。用金发姑娘的话来说就是，身体的系统和器官处于"刚刚好"[①]的状态。

肠道菌群也可以通过神经递质直接平衡或扰乱脑内的物质。神经递质是神经元产生的化学物质，负责在神经元之间传递信息。神经递质主要分为两类：一类是抑制性或镇静性神经递质；一类是兴奋性或刺激性神经递质。

---

① 源自童话故事《金发姑娘和三只熊》（*Goldilocks and the Three Bears*）。——译者注

抑制性神经递质，比如血清素和 γ- 氨基丁酸能够使人平静下来，并且在提高情绪、食欲和睡眠的稳定性方面发挥着关键作用。兴奋性神经递质，比如去甲肾上腺素和肾上腺素能够使人兴奋起来，并且影响人的注意力、精力和睡眠。

还有一种神经递质，它的名字叫多巴胺。多巴胺在抑制过程和兴奋过程中都发挥关键作用。体内的多巴胺水平保持平衡是人能够保持专注和产生动力的必要条件。然而，多巴胺水平失衡对多动症儿童来说是很常见的情况。

接下来我从众多对肠道菌群与大脑关系的研究中选取几项来进行介绍。这些研究都提到了补充益生菌。益生菌是居住在肠道内的有益菌，也存在于酸奶等发酵食品或益生菌补充剂中。在摄入合适剂量的情况下，这些活的微生物能够对有行为、情绪或精神问题的患儿产生有益的作用。

科学依据：益生菌对肠道和大脑有益

益生菌和利他林一样有效。

是的，这是一项研究的结果。在这项研究中，研究对象为 20 名多动症儿童，其中一半服用利他林，另一半服用益生菌和其他营养补充剂（如鱼油）。研究人员（哈佛大学医学院附属麦克莱恩医院的 3 名医生）对研究结果感到震惊：益生菌和其他营养补充剂与利他林一样有效！分别用这两种方案治疗的患儿都更好地控制了冲动，并且变得更专心。研究人员发表在《替代医学评论》（*Alternative Medicine Review*）上的文章称："研究结果表明，食物补充疗法在提高多动症儿童的注意力和自我控制力方面是有效的，并且可能与利他林具有同样的疗效。"

益生菌意味着更小的压力、更轻的焦虑和沮丧，以及更强的解决问题的能力。

在另一项研究中，70 人被分成几组，其中一些人吃富含益生菌的酸奶，一些人服用益生菌补充剂，一些人没有摄入益生菌。研究人员发表在《营养神经科学》上的报告表明，6 周后，就压力、焦虑和沮丧的程度而言，吃富含益生菌的酸奶的人比没有摄入益生菌的人轻 85%，而服用益生菌补充剂的人比没有摄入益生菌的人轻 51%。发表在《英国营养学杂志》（*British Journal of Nutrition*）上的另一篇研究报告表明，服用益生菌 30 天后，人们的敌意、愤怒、抑郁和焦虑减少了，并且解决问题的能力提高了。

有益菌如何使我们更快乐？

肠道微生物是如何影响肠道和大脑之间的交流的？或者，像科学家们喜欢问的那样，作用原理是什么？答案有很多。肠道微生物可以通过以下途径影响大脑。

- 迷走神经。迷走神经始于脑干，止于结肠。结肠是大多数肠道微生物的大本营。

- 神经递质。正如我在前面提到的，神经递质（如血清素）会影响人的情绪和心情。神经元会把神经递质从大脑传递到肠道，再将其从肠道传递到大脑。事实上，胃肠病学家喜欢把肠道称作"第二大脑"，因为肠道中的微生物和神经元会产生 40 多种神经递质——有时数量甚至超过大脑产生的神经递质！

- 激素。肠道微生物还有助于调节影响下丘脑-垂体-肾上腺轴的激素。下丘脑-垂体-肾上腺轴是内分泌系统（分泌激素的系统）的一部分，负责指挥和控制身体的应激反应。

- 免疫系统。肠道菌群失调会产生细胞因子。细胞因子是免疫系统的信使，它们会向其他免疫细胞传达处理感染、炎症和损伤的信息。问题是，这些细胞因子同时会造成大量的附带损伤，使其他身体部位（包括大脑）发炎。

- 细菌的有毒副产品。细菌产生的分子水平的副产品（如 HPHPA）可以从肠道进入血液，然后随血液进入大脑，从而扰乱大脑的功能。过度生长的梭状芽孢杆菌会产生毒素 HPHPA，而 HPHPA 会损害大脑，从而加重多动症的症状。

既然你已经了解了一些基本知识，接下来我们就可以讨论 HPHPA 如何产生，HPHPA 如何影响大脑，以及如何发现和解决这一问题了。

梭状芽孢杆菌危机

梭状芽孢杆菌属包括 100 多种细菌，最"著名"的是艰难梭状芽孢杆菌（也被称为"艰难梭菌"）。这种细菌会在结肠内引起艰难梭菌感染，这是一种可能致命的疾病，伴有水泻、胃气胀、腹痛、发热和食欲不振等一系列令人痛苦的症状。

在医院和疗养院中，艰难梭菌感染很常见，通常在人们大量或长期使用抗生素后出现。抗生素会清除结肠中的有益菌，从而为艰难梭菌的大量繁殖提供了条件。

现在，艰难梭菌感染（具有传染性）往往涉及更多人，并且使人产生更严重的症状。此外，以往有效的抗生素控制艰难梭菌感染的效果变差了，也就是说艰难梭菌产生了所谓的"抗生素耐药性"，即细菌在快速进化后产生了对药物的防御能力。父母最担忧的事情或许是，艰难梭菌感染开始出现在几乎从来没有接触过艰难梭菌的孩子身上。

令人吃惊的是，一项研究显示，在 2~24 个月的儿童中，68% 的儿童体内的艰难梭菌水平过高。过高的原因可能是，医生在治疗儿童耳部感染或其他疾病时滥用抗生素。一个疗程的四环素类抗生素可以使艰难梭菌的数量在肠道细菌总数中的占比从 5% 迅速提高到令人震惊的 90%。

某些梭状芽孢杆菌菌株是如何引起多动症症状的？这个问题的答案很复杂（涉及生物化学领域的内容），所以我会一步一步解释。

1. 梭状芽孢杆菌菌株产生 HPHPA。

正如我在前面提到的，细菌会产生副产品。不止艰难梭菌，其他的梭状芽孢杆菌菌株也会产生一种被称为 HPHPA 的分子毒素。

2. HPHPA 破坏多巴胺-β-羟化酶。

酶是一种激发和调节细胞活性的蛋白质。多巴胺-β-羟化酶能够把多巴胺转化为去甲肾上腺素，从而维持这两种神经递质之间的平衡。这种平衡是人保持良好的精神和情绪的必要条件。HPHPA 分子能够通过肠壁进入血液，然后随血液进入大脑。到了大脑后，HPHPA 会使多巴胺-β-羟化酶失活。

多巴胺控制着人的满足感，人感到愉快的原因是体内的多巴胺增加了。此外，多巴胺还控制着大脑和肌肉之间的联系。（帕金森病的强直和震颤症状就是由缺乏多巴胺引起的。）一个人多巴胺水平不正常，他就不可能正常、轻松、稳定地运动。

去甲肾上腺素能够调节人的注意力、学习能力、情绪和睡眠，还能够调节许多器官（包括心脏、肺、胃和肠道）的功能。

3. 多巴胺的水平迅速升高。

拥有更多的多巴胺听起来像一件好事。毕竟，谁不喜欢满足感呢？但是，像许多物质（比如酒、咖啡和巧克力）在适量的情况下能给人带来快乐一样，适量的多巴胺有益于人的健康，但过量的多巴胺可能对人的健康有害。

为了了解过量的多巴胺是如何影响大脑的，让我们先了解一下神经元。与大多数细胞不同的是，神经元有用于与其他神经元交流信息的突起。传递信息的突起是轴突，接收信息的突起是树突。大多数神经元都有一个轴突和多个树突。轴突和树突都是树形结构的，突触小体位于每个分支的末端。轴突的突触小体释放神经递质，树突的突触小体接收神经递质。

突触小体中有突触小泡，多巴胺就被储存在突触小泡中。但是，随着 HPHPA 扰乱正常的秩序，多巴胺的水平会升高，并且多巴胺会从突触小泡中溢出。同任何性质的溢出一样，结果都不会好。

4. 水平过高的多巴胺和水平不能与之均衡的去甲肾上腺素引起精神、情绪和行为上的混乱。

神经元受到过度刺激会使人变得暴躁和焦虑。这意味着注意力更难集中；学习变得更困难；控制冲动的能力减弱，因而自制力变差；自主性和创造性下降，决策力受影响，进而行为重复的情况变多。换句话说，多动症的症状出现了。

多余的多巴胺会以另一种方式损伤大脑：引起氧化。身体每产生 1 个多巴胺分子，同时会产生 1000 个损伤神经元的氧化剂分子。为了对抗氧化，身体不得不消耗体内的抗氧化剂谷胱甘肽，那么对付其他损伤大脑的氧化剂（如汞、农药、抗菌性药皂中的化学物质）的谷胱甘肽就所剩无几了。此外，为了对抗 HPHPA 和多余的多巴胺，人体还需要消耗体内的锌、镁和 B 族维生素，而对健康的大脑来说，这些营养素十分关键。

毒性分子的发现

HPHPA 及其与多动症（以及其他精神、情绪和行为问题，如孤独症和精神分裂症）的关系是由威廉·肖（William Shaw）博士发现并提出的，肖博士是一位生物化学家，也是大平原实验室的创始人。与许多实验室一样，大平原实验室可以做有机酸检测。我经常通过这项检测的结果判断患儿是否存在 HPHPA 水平过高，以及其他与多动症相关的代谢异常的问题。

接下来的故事，用肖博士的话说，是一个关于"发现"的故事。故事始于一名患有多动症、对立违抗性障碍和抑郁症的十几岁的男孩。

"大约 20 年前，作为一家检测实验室的负责人，我接到了一项业务——开发尿液有机酸检测的项目。当时，这种检测主要用于诊断遗传病或科学家所谓的'先天性代谢缺陷'。用一份尿液标本进行综合代谢实验是我感兴趣的科研项目之一，因此，我决定开发一项测试以对尽可能多的化学物质进行检测，而非只检测与遗传病相关的化学物质。我把食品添加剂、维生素、矿物质、药物代谢物（药物代谢产生的化学物质）和其他物质纳入了检测范围。

"接下来，为了筛查精神疾病的代谢因素，我联系了一家儿童精神病院的院长。院长说有一名患儿——一个患多种严重行为障碍的十几岁男孩十分适合做我的研究对象。这位院长是一位精神病学家，他确信这个男孩出现这些问题有生物学方面的原因。

"院长把男孩的尿液样本寄给我，我对其进行了检测，检测结果表明，他的尿液样本中有大量的某种生化物质，这种生化物质后来被证实为 HPHPA。几个月后，男孩因为病情恶化住进医院，院长又给我寄了一份他的尿液样本。这一次，尿液样本中 HPHPA 的浓度特别高——几乎超过色谱图（显示有机酸测试中化学物质浓度的可视图形）中其他化学物质浓度的峰值。这个男孩的 HPHPA 浓度大约是正常人的 1000 倍甚至更多倍，我确信 HPHPA 对他的病有很大的影响。"

HPHPA 是你的孩子患上多动症的因素之一吗？我强烈建议你弄清楚这一点。你可以与孩子的主治医师讨论本章的内容。并且，条件允许的话，检测孩子尿液中的 HPHPA 浓度。

HPHPA 检测

根据我的临床经验，10%~20% 的多动症儿童的 HPHPA 水平过高。通常在治疗（我会在下一节中详细描述治疗方法）后的几个月内，他们的症状就得到了改善。

你的孩子应该做 HPHPA 检测吗？

这个问题的答案是，你的孩子如果符合以下 3 种情况中的任何一种，就有必要做 HPHPA 检测。

医生给你的孩子开了一种中枢兴奋药（如利他林），但是服药之后，孩子变得更暴躁、更焦虑。

中枢兴奋药的作用原理是增强人体内多巴胺的可用性。如果服药之后，你的孩子状态变得更糟，那么他的多巴胺水平可能已经过高了，因为 HPHPA 会阻止多巴胺转化为去甲肾上腺素。在我看来，在服用中枢兴奋药后症状加重的多动症儿童中，近一半可能存在体内梭状芽孢杆菌过度生长和 HPHPA 水平过高的问题，而在有针对性地消除梭状芽孢杆菌后，他们的症状可能得以改善。

你的孩子多动、暴躁、有攻击性。

这是明显的多巴胺水平过高的迹象，并且多巴胺水平过高的原因可能是 HPHPA 水平过高。对有攻击性的多动症儿童来说，加减治疗计划提供了几种治疗方法。你可以先让孩子补充镁和锂，如果孩子的攻击性在一两个月内没有减轻，那么你可以带孩子去做 HPHPA 检测。或者，你可以让孩子先做 HPHPA 检测，要么在证实孩子的 HPHPA 水平过高后对症治疗，要么排除 HPHPA 水平过高的可能性。如果条件允许，我推荐先做 HPHPA 检测。因为，如果发现孩子的 HPHPA 水平过高并且开始解决这个问题，你的孩子就可以少受几个月的折磨。你可以这样想，尽快检测并治疗感染很重要，同样，尽快检测并处理体内梭状芽孢杆菌过度生长和由此产生的 HPHPA 水平过高的问题也很重要。

你的孩子有消化方面的症状，如腹痛、胃气胀、便秘或腹泻。

慢性消化问题是一种明显的迹象，这种迹象提示你，你的孩子有梭状芽孢杆菌过度生长的问题。然而，有梭状芽孢杆菌过度生长的问题但没有消化方面的症状也是有可能的，因此，即使你的孩子从不抱怨肚子不舒服，你也要排除梭状芽孢杆菌过度生长是引起多动症症状的原因之一的可能性。

如果比对上述的 3 种情况后，你认为你的孩子应该去做检测，那就去找他的主治医师，请他为孩子安排微生物有机酸测试，该测试的重点是检测 HPHPA 和引起肠道菌群失调的其他生化标志物（包括假丝酵母菌，我稍后会讨论）的浓度。检测的费用是 199 美元（约等于 1300 元人民币）。

然而，你如果认为你的孩子符合上述 3 种情况而检测费太高，那么通常可以直接让孩子服用大剂量的益生菌（具体做法我一会儿再说）。因为，即使你的孩子 HPHPA 水平不高，这种疗法也不会对他造成伤害。虽然我不推荐这种做法，但这确实是一种选择。

解决 HPHPA 过高的问题

如果多动症儿童的 HPHPA 水平等于或高于正常范围的上限（即 1 mol 肌酐含有 180 mmol HPHPA），那么我通常会让患儿服用大剂量的益生菌补充剂，甚至一个疗程的对抗梭状芽孢杆菌的抗生素。根据我 25 年来分析有机酸检测结果的经验，虽然并非所有多动症儿童的 HPHPA 水平都过高，但是如果不解决梭状芽孢杆菌过度生长的问题，它必然引起的行为、情绪或精神方面的症状就不会得到改善。解决这一问题的方法简单、易实施、安全并且十分有效。

从服用大剂量的益生菌补充剂开始。

我会先让患儿每日服用大剂量的益生菌补充剂 2~3 个月。益生菌的剂量单位是"菌落形成单位"（以下简称"CFUs"）。我让患儿服用的是每粒含 500 亿 CFUs 益生菌的补充剂。每日服用 2~4 粒胶囊，饭后 30 分钟后服用。

成功率达 80%。

这种自然疗法对 80% 的患儿产生了显著的效果：多动、暴躁和攻击行为都减少了（消化问题也会减少，如果它也是症状的一部分）。事实上，多动症症状的改善往往非常明显，患儿及其父母、老师和朋友都能感受到。本章开始时提到的 HPHPA 水平过高的病例并非特例，在我的临床工作中，这样的病例非常常见。

不必重复检测。

如果症状改善了，就不必让患儿再做一次 HPHPA 检测了。既然这种疗法有效，就应该让患儿继续服用维持剂量的益生菌：每日 2 次，每次服用 1 粒含有 100 亿~200 亿

CFUs 益生菌的胶囊，在用餐前后 30 分钟以外的时间服用。

如果补充益生菌 2~3 个月仍不起作用，请与主治医师讨论结合抗生素使用益生菌的问题。

在我的临床实践中，补充益生菌仅对大约 1/5 的 HPHPA 水平过高的多动症患者无效。这些患者通常是 15 岁或稍大点儿的处于青春期的青少年，除了多动症的症状外，他们还有其他症状，如抑郁症的症状。在这种情况下，我会让患者在服用益生菌补充剂的同时服用对抗梭状芽孢杆菌的抗生素（如甲硝唑或万古霉素）。是的，反复使用抗生素会导致梭状芽孢杆菌过度生长，但专门针对梭状芽孢杆菌的抗生素可以解决这个问题。我会让患者服用万古霉素 30 天，这 30 天分为 3 个疗程，每个疗程 10 天。

每个疗程的具体治疗方案如下。

- 第 1 天：服用抗生素和益生菌补充剂。

- 第 2 天：服用益生菌补充剂。

- 第 3 天：服用益生菌补充剂。

- 第 4 天：服用抗生素和益生菌补充剂。

- 第 5 天：服用益生菌补充剂。

- 第 6 天：服用益生菌补充剂。

- 第 7 天：服用抗生素和益生菌补充剂。

- 第 8 天：服用益生菌补充剂。

- 第 9 天：服用益生菌补充剂。

- 第 10 天：服用抗生素和益生菌补充剂。

再做一次检测。

如果患者的症状随着他服用抗生素得到了改善，我会让他在服用抗生素 3~4 个月后再做一次 HPHPA 检测以确保他体内的 HPHPA 持续保持较低的水平。（注意，患者一直在服用益生菌补充剂。）

即使治疗多动症已经这么多年了，我依然为此感到神奇——这样一项简单的检测和一种简单的疗法，往往可以消除对多动症患者来说像噩梦一样的多动和攻击行为。这项尿液检测不是常规检查，但它越来越多地被世界各地的全科医生使用。它的结果可以解释为什么药物对患者没有作用。这种疗法带给患者的变化可能是循序渐进的，而这些变化是使用其他疗法（比如药物疗法）的基础——HPHPA 过高的问题一被解决，药物对患者来说就更有效。

当然，并非每个患儿都有 HPHPA 水平过高的问题，有时，降低 HPHPA 水平只是治疗的一部分。但是，对经常表现出攻击性或服用中枢兴奋药后出现副作用的患儿来说，简单的尿液检测是帮助患儿缓解他最想摆脱的症状的第一步。

有机酸检测的结果显示，HPHPA 水平过高往往不是多动症儿童肠道菌群失调的唯一表现。还有一种常见的"肠道怪兽"会困扰你的孩子：假丝酵母菌（其中，白假丝酵母菌即白念珠菌是最常见的种类）。

假丝酵母菌的过度生长

早在 20 世纪 80 年代，人们对肠道内过度生长的酵母菌（真菌家族中的单细胞生物）——白念珠菌的关注就像今天我们对麸质的关注一样。人们认为白念珠菌是许多健康问题（从胃灼热、抑郁到头痛、多动症）的源头。反对酵母菌的书，如儿科医生威廉·克鲁克（William Crook）博士所著的《酵母菌关系》（*The Yeast Connection*），有数百万的读者。

但这种观点从未得到医学界的支持。美国变态反应与免疫学会批评了克鲁克博士的观点，即肆虐的酵母菌是许多状况和疾病出现的真正原因。学会宣称，"这种观点是推测的结果，并未得到证实"。

我同意学会的观点：假丝酵母菌的过度生长不是许多健康问题出现的原因，它对人的影响并不比麸质对人的影响大。但是，我可不想把婴儿和洗澡水一起倒掉①。肠道中假丝酵母菌的过度生长的确是一些多动症儿童存在的问题，对那些通过高糖饮食"喂养"假丝酵母菌的多动症儿童，或者那些因反复出现的耳部感染

---

① 比喻抛弃无用的东西时无意中把宝贵的东西也一起扔掉。——译者注

而一次又一次使用抗生素的多动症儿童来说尤其如此。发表在著名科学期刊《自然》（nature）上的一份报告显示，美国每名儿童到 18 岁时平均接受了 10~20 个疗程的抗生素治疗。这些抗生素会杀灭肠道中的有益菌，从而使假丝酵母菌自由生长。同梭状芽孢杆菌的代谢物 HPHPA 一样，假丝酵母菌的代谢物也会影响人的大脑并引发行为问题。

假丝酵母菌是机会致病菌，通常在人的口腔、肠道和阴道中度过短暂的一生，不会对人体产生较大的影响。但当它猖獗地生长时，它会产生许多毒素。这些毒素会从肠道进入血液，并随血液循环进入大脑。前额叶是大脑的指挥和控制中心，这些毒素进入大脑后会一起按下前额叶的"静音按钮"，由此可能使人产生以下症状。

- 多动。

- 过度兴奋。

- 暴躁、愤怒和情绪波动。

- 有记忆障碍。

- 注意力不集中。

- 行为不当。

- 有睡眠障碍。

幸运的是，微生物有机酸检测能够检测包括酵母菌代谢物在内的 9 种真菌代谢物。如果检测结果显示其中几种代谢物的浓度过高，那么患儿的体内很可能出现了真菌感染，而我会对此进行治疗。

粪便检测也有助于发现体内真菌失衡、细菌失衡（如梭状芽孢杆菌过度生长）和存在寄生虫的问题，这些问题都可能引发多动症。

加减治疗计划治愈患儿的故事

患儿：7 岁男孩安迪
治疗：假丝酵母菌感染

安迪的多动、攻击行为不断增加，控制冲动的能力不断减弱。安迪的行为问题在他上幼儿园时就出现了，老师说他喜怒无常并且暴躁：有时，他会闷闷不乐；有时，他会不停地跑来跑去。学校的测试结果显示，安迪的阅读水平低于同龄人。安迪在人际交往方面也存在问题，他很容易变得沮丧并且与同学发生争执。此外，安迪对甜食，特别是糖果有强烈的渴望，这是假丝酵母菌过度生长的潜在迹象。

以前的诊断和用药。

从 2 岁起，安迪就多次（大约每年一次）出现耳部感染并使用了抗生素，这是假丝酵母菌感染的另一个迹象。

5 岁时，经医生诊断，安迪患有多动症，并开始服用药物来治疗。服药以后，他遭受了多种副作用的折磨，有一次，他甚至因为呼吸困难接受急诊救治。

安迪来就诊。

安迪和他的父母一起来到了我的诊所。他是个英俊的小男孩，脸上挂着大大的笑容。在我与安迪一家人交谈时，安迪说自己在学校或家里都没有问题，很开心。当他的父母提起他在学校遇到的麻烦时，他点头表示认同。

在我单独和安迪交谈时，我问了他一个问题，这个问题在过去的 25 年里我问过我见到的每一个孩子：如果可以改变一件事，你希望改变什么？大多数没有遭受过多动症折磨的 7 岁男孩会希望长高、跑得更快、拥有 100 万美元、拥有一匹小马或大马、得到 A 的成绩，以及诸如此类的同龄男孩常有的梦想和幻想。

但是，当我问安迪这个问题时，他泪眼婆娑、悲伤地告诉我，他希望自己表现得更好。大多数 7 岁的男孩通常想的是玩得开心，恨不得能到月亮上去玩，而安迪唯一的愿望是控制自己的行为，让自己举止得体。

检测。

检测结果表明，安迪体内几种假丝酵母菌代谢物的浓度极高。

治疗。

我让安迪服用大剂量的益生菌和维生素补充剂，并指导他的母亲去掉他饮食中的高度加工食品和高糖食品。

结果。

安迪的愿望实现了。3 个月后复查时，安迪的父母说他表现得很好。他第一次可以玩很长时间的游戏。他的阅读水平正在提高。安迪第一次来我的诊所时，他的笑容只浮在表面，而现在，他拥有发自内心的自信和自尊。

解决假丝酵母菌过度生长的问题

解决假丝酵母菌水平过高的方法与解决 HPHPA 水平过高的方法一样简单、易实施且有效。

从补充有针对性的益生菌开始。

如果微生物有机酸检测的结果显示患儿存在假丝酵母菌感染的问题，我通常会让患儿服用布拉氏酵母菌补充剂（每日 4 次，每次服用 50 亿 CFUs）。人们往往对此感到奇怪，因为布拉氏酵母菌本身就是酵母菌。然而，就像细菌分为有益菌和有害菌一样，酵母菌也分为有益酵母菌和有害酵母菌，布拉氏酵母菌就是有益的：它有益于维持人体肠道健康，保护肠道免受毒素侵害。

增加抗真菌食物的食用量，减少糖的摄入量。

抗真菌食物包括椰子、大蒜、牛至油和姜。不要以为它们对抗假丝酵母菌的作用微乎其微。一项研究表明，大蒜提取物、姜和牛至油与制霉菌素（Nystatin，有力对抗假丝酵母菌的抗生素）的作用一样强大。至于甜食，糖类既是假丝酵母菌最喜欢的食物，也是假丝酵母菌生长最需要的能源。

成功率达 75%。

根据我的治疗经验，服用大剂量的益生菌补充剂或者布拉氏酵母菌补充剂，能够解决 75% 的多动症儿童假丝酵母菌过度生长的问题。

不必重复检测。

与对待 HPHPA 检测一样，如果孩子服用益生菌补充剂后表现很好，就不必让他再做一次假丝酵母菌感染测试了。也只需要继续服用益生菌补充剂。

如果服用益生菌补充剂 2 个月后没有效果，就开始使用抗真菌药物。

如果服用益生菌补充剂 2 个月后，孩子的行为没有得到改善，那么你可以和主治医师谈一谈让孩子服用抗真菌药物的问题。大扶康（Diflucan）适用于 6 岁及以上的儿童，制霉菌素适用于 5 岁及以下的儿童。抗真菌药物需要服用 2 个月。大多数情况下，服用抗真菌药物能够解决患儿的问题，改善患儿的行为。

治疗多动症的行动计划

－肠道菌群失调 ＋益生菌

请按以下步骤实施本章讨论的控制多动症症状的行动。

第一步：问自己 3 个问题——服用中枢兴奋药后，孩子的症状加重了吗？孩子是否有暴躁和多动的情况？孩子在消化方面存在问题吗？如果其中一个或多个问题的答案是肯定的……

第二步：上述情况可能在提示你，你孩子肠道内的梭状芽孢杆菌过多。请主治医师安排孩子做一次微生物有机酸检测，检测肠道内梭状芽孢杆菌的代谢物 HPHPA。如果你认为孩子有梭状芽孢杆菌过度生长的问题而检测费用太高，就直接进行下一步——让孩子服用大剂量的益生菌补充剂。

第三步：如果 HPHPA 水平等于或高于正常范围的上限，请与主治医师谈谈解决梭状芽孢杆菌过度生长的问题。从服用大剂量的益生菌补充剂开始，服用 3 个月。（每日服用 2~4 粒含 500 亿 CFUs 益生菌的胶囊，饭后 30 分钟后服用。）

第四步：3 个月后，如果孩子的行为得到了改善，就让孩子把服用的剂量改成维持剂量，即每日 2 次，每次服用 1 粒含 100 亿 ~200 亿 CFUs 益生菌的胶囊，在用餐前后 30 分钟以外的时间服用。

第五步：如果孩子的行为没有得到改善，并且孩子 15 岁或大于 15 岁，那么你可以考虑让孩子额外服用万古霉素或甲硝唑。

第六步：也可通过微生物有机酸检测的结果判断孩子是否存在假丝酵母菌过度生长的问题。

第七步：如果孩子存在假丝酵母菌过度生长的问题，就让他服用布拉氏酵母菌补充剂（每次 50 亿 CFUs，每日 4 次）或大剂量的益生菌补充剂（与第三步的做法相同）1~2 个月。

第八步：在孩子的饮食中增加抗真菌食物，如椰子、大蒜、牛至油和姜。

第九步：如果 1~2 个月后孩子的行为没有得到改善，请与主治医师讨论让孩子服用制霉菌素或大扶康的问题。

第6章
可能对多动症儿童有害的食物

－食物敏感和食物过敏　＋消化酶

从反对以小麦为主食的畅销书，如《谷物大脑》（*Grain Brain*）和《小麦完全真相》（*Wheat Belly*），到流行的摈弃牛奶的饮食理念，如原始饮食和纯素饮食，在过去的约10年间，乳制品和含麸质的谷物制品已经从富有营养的主食变成不受欢迎的食品，只有不知情或不自律的人才敢大快朵颐。

当然，我只是在拿这种将小麦制品和乳制品妖魔化的流行倾向开玩笑。几千年来一直在人类饮食中扮演为生命提供能量和营养的角色的食物——小麦制品和乳制品，对你和你的孩子来说真的那么糟糕吗？

我的答案是肯定的，但是，只是有时如此。

正如我经常对患儿父母说的那样："有时有益的、健康的食物，比如一碗富含纤维的全谷物食品，或者一片富含蛋白质的奶酪，对你的孩子来说可能是有害的。"

我的意思不是让父母限制患儿的饮食。我绝对不会这么做！你和你的孩子有足够的时间解决这个问题，不必因为食物而沮丧和愤怒。吃东西应该是每天的乐趣，而不是每天的战斗。

我认为小麦制品和乳制品有时不适合多动症儿童的原因是，许多患儿，尤其是12岁及以下的患儿，确实对小麦制品和乳制品中的蛋白质敏感。这个说法是有科学依据的，也在我几十年来为数千名患儿治疗多动症的临床实践中得到了证实。食物敏感可以直接影响儿童娇嫩的大脑，引起或加重多动症症状。尽量减少或避免吃引起敏感的食物对这些患儿（也许包括你的孩子）来说是有益的。

小麦制品和乳制品（以及许多其他食物）也会引起食物过敏，即免疫系统把无害的食物或成分视作外来入侵者而对其做出隔离和破坏的反应。食物过敏会引发许多症状：黑眼圈、流鼻涕、绞痛、耳部感染、湿疹、腹痛、口臭和失眠等等。与食物敏感一样，食物过敏也会影响大脑，引起或加重行为、情绪和精神方面的多动症症状。并且，就像对待引起敏感的食物一样，避免吃诱发过敏的食物对患儿来说也是有益的。

我想分享一封我收到的信，这封信来自一位心怀感激之情的母亲，我治好了她6岁的儿子比利。征得她的许可，我现在把这封信的内容展示给大家。读完这封信，你就能明白这种疗法的疗效有多强大。比利的母亲在信中写道：

"3岁时，我的儿子比利开始在控制情绪方面出现很多问题。他变得易怒和暴躁，经常发脾气，说话没有礼貌，在任何场合都不遵守规则。到了5岁时，他多次打他的弟弟，并且不止一次把卧室的墙打出洞来，而我发现我似乎无法接近他。在学校里，他总是不安分、不合群，甚至对老师和同学大打出手。我曾经尝试过几种行为干预训练，但对比利都没有帮助。

"6岁时，经医生诊断，比利患有多动症和对立违抗性障碍。虽然几乎每个孩子的父母听到这个诊断结果都会心碎，但是我不得不承认这个诊断结果符合比利的情况。他在学校里是个'坏学生'——暴躁易怒，无法控制自己的情绪。我和我的丈夫都没有这样的行为，作为他的母亲，我快崩溃了。然而，每隔一段时间，比利的另一面就会出现，他会变成一个敏感、有同情心、聪明、风趣的孩子。我觉得这是隐藏在他内心中的一面，这一面，也许只有我能看到。

"作为比利的母亲，为了帮助他，我明白自己永远不会放弃努力。

"一天晚上，在绝望中，我花了几小时浏览网页，期望有所发现。当我看到介绍詹姆斯·格林布拉特博士的信息——他致力于生物学方面的引起多动症和其他行为问题的原因的研究，并且了解了他帮助过的孩子后，我知道自己终于找到了一些答案。

"我联系了格林布拉特博士，并为比利预约了就诊时间。格林布拉特博士安排比利做了一系列检测，检测结果表明，比利对牛奶蛋白和麸质十分敏感。我大约花了两周才逐渐去除了比利饮食中所有含有牛奶和麸质的食物。去除这些食物后，我开始看到比利的变化。太神奇了。一个月后，我拥有了一个完全不一样的比利。

"躁动、注意力不集中、愤怒、暴躁——比利的所有多动症症状和对抗行为完全消失了。短短一个月内，比利的阅读水平超出了一年级的水平。犯错之后，比利会主动与我沟通并纠正自己的行为，而非摔门而去或者哭闹。比利变得让人容易接近。他开始说'对不起，妈妈''谢谢你''不客气''我爱你'这样的话。他不再把自己封闭起来。最棒的是，他看起来那么开心。

"虽然这种变化是我亲眼所见，但我还是不敢相信。难道比利的所有问题都源于……对食物的敏感？在接下来的几个月，看到比利的变化是稳定的、持续的，我才真正相信这个事实。

"我的比利不是个'坏孩子'，我们也不是糟糕的家长。生理上的问题才是比利出现行为问题的根源，而这种生理问题已经被格林布拉特博士解决了。由衷地感谢您，格林布拉特博士。谢谢您所做的所有工作。"

在加减治疗计划的这个部分中，首先，我会帮助你弄清楚你的孩子是否对乳制品和含有麸质的食物敏感。

其次，我会帮助你弄清楚你的孩子是否对饮食中的一种或多种食物过敏。

最后，我会提供解决这些问题的方案。在我的临床实践中，这个方案帮助过许多有食物敏感和（或）食物过敏问题的多动症患儿。（是的，有些患儿同时有食物敏感和食物过敏这两种问题。）

好消息是：检测是简单的，疗法是明确的，疗效是显著的。

接下来，让我们一起了解最容易被忽视的引起多动症症状的原因之一——对乳制品或含麸质的食物敏感。

你的孩子在"吃"吗啡吗?

以"孩子的饮食中有没有减轻疼痛的阿片类物质[①]？"这个问题引出这一节的

---

① 阿片类物质的主要成分是吗啡，阿片类物质有助于缓解疼痛，使人产生幸福感。大剂量地使用阿片类物质会使人出现木僵、昏迷和抑制性呼吸等问题。——译者注

内容可能比较奇怪。但令人惊讶的是，这是一个关键问题，因为你的答案有助于你理解引起多动症的一个普遍存在却被忽视的原因：对乳制品中的一种蛋白质或小麦中的一种蛋白质敏感。

牛奶和奶酪等乳制品含有一种名为"酪蛋白"的蛋白质。

小麦、燕麦、黑麦和大麦等谷物含有一类名为"麸质"的蛋白质。

在人体中，酪蛋白会转变成酪啡肽（casomorphin），麸质会转变成麦胶蛋白肽（gliadorphin）。这就是我提出关于吗啡（morphine）的那个问题的原因。

正如它们的英文名称所示，酪啡肽和麦胶蛋白肽都是类似于吗啡的化合物。同吗啡一样，它们会附着在大脑的阿片受体上——简直相当于你的孩子在服用吗啡！（每天服用好几次少量的吗啡，人自然会非常虚弱。）这类化合物在人体内水平过高会对人造成以下影响。

- 出现语言和听力问题。

- 产生幻觉，出现"脑雾"。

- 持续疲劳。

- 暴躁和有攻击性。

- 情绪不稳定。

- 焦虑和抑郁。

- 出现睡眠问题。

酪啡肽和（或）麦胶蛋白肽水平过高的问题在儿童（和成年人）中特别常见，出现这个问题的原因是人体内的二肽基肽酶Ⅳ失去活性，从而导致酪蛋白和麸质无法正常地被人体分解和吸收。需要提醒大家的是，缺锌（见第 4 章）会导致二肽基肽酶Ⅳ失去活性。换句话说，食物敏感及其引起的症状不是孩子的错。食物敏感问题只是证明多动症是一种医学上的障碍而非自律问题的证据之一。

摄入的酪啡肽和（或）麦胶蛋白肽过多的问题在多动症儿童中非常普遍吗？并不。但是，发现并解决这样的问题通常能使患儿发生巨大的变化，因为酪啡肽和（或）麦胶蛋白肽水平过高的患儿往往有严重的、不受控制的症状。

检测酪啡肽

最可靠的检测方法是一种简单的、需要医生处方的尿液检测：麸质／酪蛋白肽检测。大多数情况下，检测结果都是多动症儿童体内的酪啡肽水平过高——若多动症儿童体内吗啡类化合物的水平过高，那 90% 的情况都是酪啡肽的水平过高。

尿液检测是最准确、最可靠的检测方法。但某些迹象也可以表明一个孩子存在这种类型的食物敏感。你可以把它理解为一种"食物上瘾"，因为你的孩子确实对类似于吗啡的物质上瘾了！以乳制品为例，你的孩子可能有以下迹象。

1. 非常喜欢吃奶酪或其他乳制品，喜欢到几乎会把你推开去吃它们的程度。

2. 孩子没吃奶酪或其他乳制品时容易发怒，而吃了之后表现会变好。

你的孩子如果有类似的迹象，那么很可能有酪啡肽水平过高的问题。

解决酪啡肽水平过高的问题

幸运的是，有两种简单的方法能够解决这种食物敏感问题：调整饮食和服用补充剂。

调整饮食。

如果你怀疑乳制品（或麸质）会引起或加重孩子的行为问题，或者尿液检测的结果表明你的孩子有酪啡肽（或麦胶蛋白肽）水平过高的问题，那么请尽可能地去除或减少孩子饮食中的乳制品（或含麸质的食品）。如果孩子的症状改善了，就说明这种方法正确，请你继续让孩子保持这种饮食。

提示：酪蛋白不仅存在于乳制品中，还存在于加工食品和食品添加剂中。请仔细检查食品标签以尽量去除孩子饮食中的酪蛋白。

但要记住，不要因为试图完全避开这些蛋白质而把自己和孩子逼"疯"。尽可能地去除酪蛋白（或麸质）就好，不必过于担心你孩子的饮食不够"完美"。我相信你明白，只有更好，没有最好——永远不存在绝对意义上的完美。

服用补充剂。

你的孩子有对酪蛋白（或麸质）敏感的迹象吗？尿液检测的结果是否表明你的孩子有酪啡肽（或麦胶蛋白肽）水平过高的问题？如果答案是肯定的，那么你不仅要少让孩子吃乳制品（或含麸质的食品），而且要让孩子补充能够分解酪蛋白（和麸质）的二肽基肽酶Ⅳ。（我想强调一点，我的意思不是用一种酶来消化乳糖——不能或难以消化的乳糖会导致乳糖不耐受。乳糖不耐受和不能消化酪蛋白是两个完全不同的概念。）

如果你孩子的三餐和零食含有酪蛋白（或麸质），那么他至少要吃 2 粒二肽基肽酶Ⅳ胶囊。某些情况下，他需要服用更大剂量的补充剂来控制症状。3~6 个月后，服用的剂量可以减半。但是，如果服用的剂量减半后，孩子在餐后又出现了行为问题，你就需要让孩子把剂量再提高到每餐吃 2 粒。

小技巧

我有一名患者，她是一个患有强迫症和多动症的 11 岁女孩，并且她的酪啡肽水平很高。去朋友家做客时，她如果知道就餐时会吃乳制品，就会在餐前吃 4~6 粒二肽基肽酶Ⅳ胶囊，餐后她的症状从未加重过。

到目前为止，我们一直在谈论对乳制品或小麦制品敏感的问题。但是，与许多食物一样，这两类常见的食物也会引起过敏问题，从而引发多动症症状。糟糕的是，作为食物过敏的一种，对乳制品或小麦制品过敏一直被大多数过敏症专科医生所忽视。

一种"隐秘的"食物过敏正在损害孩子的健康

提到食物过敏，父母通常会想到对花生等食物过敏的表现，比如，对花生过敏的孩子无意中吃了含有花生的食物后出现的过敏反应——有时几分钟内就出现过敏反应。

这些过敏反应可能使人不舒服（如流鼻涕），甚至可能使人出现灾难性和致命性的症状（如过敏性休克）。

但无论是烦人的症状还是危及生命的症状，引起它们的生理原理都是一样的。人体的免疫系统错误地将花生（或其他致敏食物）中的蛋白质识别为外来入侵者，然后产生一种抗体来提醒人体内负责消灭入侵者的细胞。在这种情况下，产生的抗体是免疫球蛋白 E（以下简称"IgE"）。在发挥作用时，IgE 诱导人体释放组胺。

组胺这种化学物质会促进毛细血管舒张，从而引起流鼻涕以及眼睛充血发红、肿胀、痒等症状。

除了食物，儿童和成年人还会对花粉、皮屑、灰尘和日常生活中的许多其他物质产生 IgE 介导的过敏反应。

值得我们注意的是，多动症儿童比未患多动症的儿童出现 IgE 介导的过敏反应的概率更大。事实上，一项研究的结果表明，多动症儿童出现 IgE 介导的食物过敏的概率是未患多动症的儿童的 7 倍。多动症儿童还更有可能出现耳部感染、湿疹和哮喘等疾病，这些疾病都与过敏有关：在机体对抗过敏原时，活跃的免疫系统会引起炎症。对多动症儿童来说，大脑也会发炎。

IgE 介导的食物过敏是大多数父母都知道的食物过敏。接下来我们谈论的是大多数父母（和医生）不知道的食物过敏。

被大多数过敏症专科医生忽视的过敏引起的脑部炎症

有一种食物过敏鲜为人知、十分隐秘，并且同样会给儿童造成麻烦。对 6 岁及以下的多动症儿童来说，这种食物过敏尤其麻烦，因为他们的免疫系统正处于最脆弱的阶段。

这种食物过敏不是由 IgE 介导的，而是由免疫球蛋白 G（以下简称"IgG"）介导的。这种过敏反应不会在儿童吃了致敏食物几分钟后发作，它通常在几小时，甚至 2~3 天之后才发作！因此，我把这种过敏反应称为"迟发过敏反应"（现在又称"食物不耐受"）。

我能认识到 IgG 介导的食物过敏的存在，以及发现它与多动症的关系，要归功于两位做出了开创性贡献的医生。他们在 20 世纪 70~80 年代首次把这种类型的过敏反应与孩子的行为问题联系在一起。

其中一位医生是多丽丝·拉普（Doris Rapp）博士，她是治疗儿童过敏症的专家，也是畅销书《这是你的孩子吗？——发现和治疗未曾被注意到的过敏》（*Is This Your Child?—Discovering and Treating Unrecongnized Allergies in Children and Adults*）的作者。在书中，拉普博士写道："许多传统的过敏症专家认为，过敏局限于特定的身体部位，如鼻子、眼睛、肺、皮肤和肠道等经常出现过敏反应的部位。他们不认为儿童的大脑（我要讲的重点）也会受到食物的影响。"

在关于多动的一章中，她写道："其中一些儿童只是因为他们的大脑出现了未被发现的过敏反应而已……过敏，除了引起人们普遍知道的症状外，还会使人产生以下症状。"

- 多动、行为无法自控、放纵。

- 不停说话、重复说话、大声说话、口吃。

- 心不在焉、有破坏性、冲动。

- 集中注意力的时间短、无法集中注意力。

- 紧张、暴躁、沮丧、急躁、情绪不稳定。

- 敏感、容易激动、焦虑不安。

前面提到的另一位过敏症专家是马歇尔·曼德尔（Marshall Mandell）博士，他也是《曼德尔博士的 5 天过敏反应缓解法》（*Dr. Mandell's 5-Day Allergy Relief System*）的作者。在美国康涅狄格州诺沃克市曼德尔博士的诊所实习时，我见到过来自世界各地的带孩子来寻求治疗的父母。

曼德尔博士会用数百种食物蛋白口服滴剂对每一名多动症儿童进行系统化检测。服用滴剂前后，他会分别测试患儿的字迹可辨认度和数学能力。我清楚地记得，一名患儿在服用了一滴花生抗原后，他的字迹从容易辨识变成不可辨识，并且他不会做一小时前对他来说很容易解决的数学题了。

要知道，患儿及其父母都不知道每滴滴剂代表的是什么食物：这名患儿服用了多种滴剂，只有花生抗原引起了行为问题。不用说，这名患儿的母亲不会再让他吃"健康的"全麦面包做的花生酱果酱三明治了。

你的孩子有没有影响行为的IgG介导的食物过敏问题？如果你的孩子不到12岁，答案可能是肯定的。在我的临床实践中，大约 25% 的 12 岁以下的多动症儿童和大约 75% 的 6 岁以下的多动症儿童存在 IgG 介导的食物过敏问题，这种食物过敏是我需要解决的主要的（有时是唯一的）问题。

7 岁的约翰尼是我的患者。吃过乳制品后，他会变得容易分心，脾气暴躁，不听从父母的管教。不再吃乳制品后，他的症状也不再存在。

　　然而，行为方面的变化不总是那样明显。例如，去除孩子饮食中的致敏食物后，一些父母注意到孩子的症状没有明显地改善，但是，在孩子再次吃致敏食物后，父母往往发现孩子的症状变严重了。

检测 IgG 介导的食物过敏

你可以通过以下两种方法判断你的孩子是否存在 IgG 介导的食物过敏。

在家测脉搏。

IgG 介导的食物过敏会导致心脏剧烈跳动，有时会使每分钟脉搏次数比平时高 20~30 次。你如果怀疑某种食物是过敏原，那么在孩子吃这种食物之前测量并记录他每分钟脉搏次数，并在孩子吃完 1~2 小时后再测一次。如果他的脉搏变快，你可以考虑将这种食物从他的饮食中去除。

请医生安排血液检测。

许多实验室的"IgG 食物过敏检测"可以检测出受测者对近 100 种食物的过敏情况。我会让来我诊所就诊的每一名 12 岁以下的多动症儿童做这项检测（化验指尖血）。我也会让来我诊所就诊的、我怀疑可能有 IgG 介导的食物过敏问题的青少年和成年人做这项检测，怀疑的依据是这些青少年和成年人存在由 IgE 介导的对花粉或其他物质的过敏反应，有过敏家族史或者患有与过敏相关的疾病（如哮喘或湿疹）。

　　IgG 食物过敏检测会把 IgG 介导的过敏反应划分为 5 个等级，其中 1 级代表反应最弱，5 级代表反应最强。如果某种食物的等级是 3.5 或者比 3.5 更高，那么我建议患者尽可能地避开这种食物。牛奶是迄今为止最常见的食物过敏原，其次是小麦、玉米和鸡蛋。

　　现在的 IgG 食物过敏检测比较精确，但这不代表这项检测从一开始就是精确的。早期的检测结果往往不准确，显示患儿对很多食物过敏，这就导致其父母"疯狂地"想为孩子设计并实行一套复杂的戒除致敏食物的饮食方案。但是，随着更新、更复杂和更精确的检测方式出现，准确检测出食物过敏原变得相对容易。当然，去除孩子饮食中的某种食物总是一个挑战。

但这是一个值得接受的挑战。对一些患儿来说，去除饮食中的致敏食物可以使其症状彻底消失。对其他患儿来说，或许我们还要考虑其他因素，但这种方法是他们需要使用的疗法之一。从来没有一种一刀切的通用疗法。

无论你的孩子的反应如何，只要去除引起过敏的食物，他的免疫系统就会平静下来。通常可以让孩子在 1~3 年后重新开始吃这种食物，只要吃这种食物的频率不超过每 3~4 天一次。因为频繁地吃致敏食物往往会再次引发 IgG 介导的食物过敏。

你可能想问，如果孩子已经不吃这种食物了，他的行为问题也消失了，那么为什么还要让他再吃这种食物呢。因为进入青春期后，孩子可能不想继续实行这种戒除致敏食物的饮食方案。到那时，你应尽最大努力去帮助他遵从于他的身体、思想和心理方面的需求，并且找到不会加重他的症状的其他"有意思"的食物。

另外一个重点是：持续的过敏反应会消耗大量的镁和维生素 C。你的孩子如果有过敏反应，那么很可能缺乏这些营养素，所以你要特别注意第 1 章关于镁的内容。

农药：不可避免的成分

杀虫剂能杀死虫子，除草剂能除掉杂草，杀真菌剂能消灭真菌，这些用于消灭某种东西的化学品都可以称为农药。而且，你的孩子可能对它们很敏感。

对人类而言，杀虫剂可能是危害性最大的农药。最初的杀虫剂是在第二次世界大战期间作为针对并破坏乙酰胆碱酯酶的神经毒气被研发的。乙酰胆碱是一种对人的心智功能（包括注意力）有关键作用的神经递质，而乙酰胆碱酯酶的作用是降解乙酰胆碱。在一项对 307 名 4~9 岁儿童进行的研究中，研究人员发现，对男孩来说，乙酰胆碱酯酶活性降低导致他们的注意力和执行功能受损的风险增高了 4 倍，在记忆和学习方面出现问题的风险增高了 6 倍。

农药会导致你的孩子患多动症吗？有可能。

市场上大约有 17000 种农药。当然，许多农药是用在农场中的，但是家庭所用农药比农场所用的多 10 倍。学校和公园也使用农药。我们的饮用水和食物中都可能残留着农药，甚至，你孩子的身体里可能也有损害他们正在发育的神经系统（包括大脑）的农药。

有机磷酸酯类是一类被广泛使用的杀虫剂，进入人体后会损害神经系统。几项科学研究的结果表明，有机磷酸酯类可能会引发多动症。

农药与多动症。

美国加利福尼亚大学伯克利分校儿童环境卫生研究中心的科学家对 321 名母亲及其子女进行了研究。在孩子处于胎儿期时，科学家通过母亲尿液中有机磷酸酯代谢物的水平对胎儿进行了评估；在孩子 3 岁和 5 岁时，科学家又对他们进行了多动症评估。结果显示：有机磷酸酯代谢物水平最高的母亲的子女患多动症的概率可能是其他孩子的 5 倍。5 岁时，有机磷酸酯代谢物水平最高的孩子患多动症的概率是其他孩子的 3.5 倍。

多动症的患病率倍增。

美国哈佛大学公共卫生学院的研究人员对 1000 多名儿童进行了研究。研究结果表明，尿液中可检测到有机磷酸酯代谢物的儿童患多动症的概率几乎是其他儿童的 2 倍。研究人员在《儿科学》上发表论文说道，"这些发现支持一个假设，即有机磷酸酯（美国学龄儿童普遍会接触到有机磷酸酯）提高了多动症的患病率"。

检测到农药，诊断出多动症。

在一项对有机氯（一种农药）的研究中，美国佛罗里达大学的研究人员以 2546 名 6~15 岁的儿童为研究对象，并按照这些儿童尿液中有机氯代谢物的水平把他们分为 3 组：未检测到组、低水平组、高水平组。就多动症的患病率而言，低水平组比未检测到组高 54%，而高水平组比未检测到组高 77%。研究人员发表在《职业与环境医学》（*Occupational and Environmental Medicine*）上的文章称，"接触有机氯化合物有可能增加儿童患行为障碍的风险"。

如何才能保护孩子免受农药的伤害呢？我认为你可以从我的合著者比尔·戈特利布（Bill Gottlieb）的书《保卫健康：如何在有毒世界保持绝

对健康 》(*Health-Defense: How to Stay Vitally Healthy in a Toxic World* ）中
找到一些建议，比如下面这些简单的预防措施。

购买官方有机认证的食物。

官方有机认证是保证你购买的食物在生产过程中没有被喷洒农药的
唯一标识。

如果有机食物太贵，至少要选择有机水果和蔬菜，因为水果和蔬菜
是最有可能残留农药的食物。

根据美国环境工作组的数据，最有可能残留农药的 10 种水果和蔬菜
分别是：草莓、苹果、桃子、芹菜、葡萄、樱桃、菠菜、番茄（包括樱
桃番茄）、甜椒和黄瓜。

注意包装食品。

根据美国食品药品监督管理局对膳食的全面研究，残留农药最多的
非有机食品包括：面包，以番茄为原料的食品（如番茄汁、番茄酱和萨
尔萨酱），薄脆饼干、椒盐卷饼和薯片，罐装辣椒，以及速冻食品。

不要用农药消灭家里和花园里的虫子和杂草。

用天然的防治方法代替喷洒农药。例如，为了避免家里出现蚂蚁，
尽快清理食物残渣，把食物储存在密封容器中，并在房屋的入口撒一些
干肉桂粉。

科学依据：食物过敏是引发多动症的关键因素

为了让你相信在许多病例中食物过敏是引发多动症的关键因素，我将告诉你一
些相关的科学研究结果。

戒除致敏食物后变得更好，重新食用致敏食物后变得更糟。

欧洲科学家对 100 名 4~8 岁的儿童进行了研究，将其中一半儿童饮食中的致敏
食物去除，5 周后，让这些儿童重新食用致敏食物。结果显示，戒除致敏食物后，
64% 的儿童症状改善了；再次食用致敏食物后，63% 的儿童症状加重了。

戒除致敏食物，行为"变得正常"。

发表在著名医学期刊《柳叶刀》（*Lancet*）上的一篇研究报告表明，解决了 76 名多动症儿童的食物过敏问题后，62 名儿童表现出了更好的行为——其中 21 名儿童的行为"变得正常"。这些儿童出现头痛和腹痛的次数也减少了。但是，在饮食中重新加入致敏食物（主要是牛奶、小麦、鸡蛋和坚果）后，"症状又回来了，甚至更严重了"。

睡眠质量更好。

荷兰多动症研究中心的医生开展了一项研究，结果表明抗过敏饮食能显著减少 3~8 岁多动症儿童的睡眠问题，并且能缓解头痛和腹痛等身体上的不适。

患儿的行为变得更好。

发表在《替代疗法》（*Alternative Therapies*）上的一篇文章报道了一名患有食物过敏的多动症儿童使用限制饮食疗法的经历。作者写道，随着饮食的改变，"患儿的行为迅速改善了，就像老师评价的那样——他按时完成作业，写字更工整，做事更专注"。

重视青少年和成年多动症患者的乳糜泻

乳糜泻是一种由麸质引发免疫系统攻击小肠内壁的疾病。乳糜泻又被称作"杰出的伪装者"，因为它有许多症状，而且这些症状与许多其他疾病的症状相似。

乳糜泻被称为"伪装者"还因为其症状多种多样，事实上，这位"伪装者"大多数情况下并未戴上面具。美国大约有 300 万乳糜泻患者，然而只有 5% 的人被确诊。

如果你的孩子在高中或大学时才被诊断出患多动症，那么他可能就是未确诊的乳糜泻患者之一。这就是我让你关注乳糜泻的原因。

在临床实践中我有时会遇到这样的患者。在高中表现良好的孩子到了大学（或者在初中表现良好的孩子到了高中）才发现自己无法集中注意力，然后医生会给他开利他林、阿得拉或其他治疗多动症的药物。他们也可能经常感到疲劳和沮丧。

其实，这种情况源于多年的乳糜泻对他们造成的影响。乳糜泻阻碍人体吸收营养物质，最终导致人体缺乏维生素 B_{12}、锌和铁，而这些营养素是人集中注意力和保持清晰思维所需的关键物质。进入高中或大学后，学生要面对的脑力需求和压力不断增加，并且他们开始养成不良的饮食习惯，在这种情况下，乳糜泻就会随着多动症的症状浮出水面。

你的孩子即使没有消化方面的症状，也可能患乳糜泻。虽然乳糜泻是一种肠道疾病，但是许多乳糜泻患者不会感到肠道方面的不适。

在一项对乳糜泻与多动症的关系的科学研究中，67 名多动症患者做了乳糜泻检测，其中 10 名的检测结果为阳性。"开始无麸质饮食后，"主持这项研究的德国精神病学家写道，"患者或患者的父母说，与确诊和治疗乳糜泻之前的情况相比，患者在行为和工作方面的表现有了显著的改善。"

要点。

如果你的孩子在高中或大学时被诊断患有多动症，那么请你考虑带他去做乳糜泻检测。

如果检测结果为阳性，那么我强烈建议他开始无麸质饮食，这是治疗乳糜泻的唯一方法。

检测乳糜泻的方法有两种：第一种是抗肌内膜自身抗体（IgA endomysial）和组织转谷氨酰胺酶免疫球蛋白 A 抗体（IgA tissue transglutaminase）血液检测，这种检测方法的准确率为 90%~95%；第二种是小肠活检，小肠活检是最准确的检测乳糜泻的方法。然而，乳糜泻可能出现在小肠的某一段，所以单个活检样本存在漏诊的可能性，因此在检测时要确保医生至少取 4~6 个样本。

在做血液检测或小肠活检之前，不要让孩子开始无麸质饮食，因为这些检测需要身体对麸质做出反应。

"法因戈尔德饮食法"适合什么样的孩子？

法因戈尔德饮食法是最有争议的多动症疗法之一。这种饮食法提倡去除饮食中人工合成的食品添加剂，如调味品、防腐剂，尤其是人工色素，其中最主要的是红色食用色素。

法因戈尔德饮食法最初是在 1973 年由退休的儿科医生和过敏症专家本·法因戈尔德（Ben Feingold）博士在美国医学会的一次会议上提出的。几年后，法因戈尔德博士写了畅销书《为什么你的孩子多动》（*Why Your Child Is Hyperactive*）。40 多年后，临床医生和研究人员仍在为这种饮食法有没有作用而争论。

2011 年，评估了所有支持和反对的科学证据后，美国食品药品监督管理局宣布人工色素未被证实对儿童有害。

但是，与美国食品药品监督管理局的立场截然不同，2009 年，大西洋另一边的英国食品标准局建议每位家长考虑帮助孩子避开食品中的人工色素。

2010 年，欧盟进一步宣布，人工色素"可能对儿童的行动和注意力产生不利影响"，并要求生产商在食品包装上标明所使用的人工色素，包括诱惑红、酸性红、胭脂红、柠檬黄、日落黄、喹啉黄这 6 种色素。

2007 年，著名的医学期刊《柳叶刀》发表了一篇文章，该文章介绍了英国南安普敦大学儿童健康系的研究人员对 267 名儿童进行的一项研究。欧盟和英国食品标准局都对这项研究做出了回应。研究结果表明，食用了人工色素和（或）防腐剂的 3 岁、8 岁和 9 岁儿童的多动现象增加了。

最近，一篇发表在《美国儿童和青少年精神病学学会杂志》上的元分析报告分析了 24 项关于人工色素和多动症关系的研究的结果。分析结果显示，"大约 8% 的多动症儿童可能有由人工色素引起的症状"。这个结果与我在临床实践中的经验一致。

另一篇发表在《美国精神病学杂志》（*American Journal of Psychiatry*）上的研究报告可能揭示了这些儿童患多动症的原因：食品添加剂刺激免疫细胞释放组胺，而受自身基因的影响，一些儿童无法代谢组胺，从而产生了多动症症状。

要点。

在 12 岁以下的多动症儿童中，大约每 12 名中就有 1 名存在引发多动症的基因突变。这些患儿可以通过减少或去除饮食中的人工色素缓解多动症症状。我曾见过一名 6 岁的男孩，在喝了一杯含红色人工色素的饮料几分钟后，他就从安静、听话的孩子变成多动和有攻击性的孩子。对他来说，去除饮食中的人工色素和其他食品添加剂是必需的，这种方法同加减治疗计划中的其他疗法一样重要。

你的孩子是这样的吗？目前，还没有能够查明孩子是否对人工色素和其他食品添加剂敏感的检测。因此，对那些有兴趣让孩子尝试法因戈尔德饮食法的父母来说，我的建议是在不过于狂热或疯狂的前提下，尽最大努力让孩子避免食用含有人工色素、香料、甜味剂、防腐剂和其他食品添加剂的食品，以及含有水杨酸盐的食品。美国法因戈尔德协会公布了包含这些成分的食品清单以及代替这些食品的不含添加剂的食品的清单。看看避开这些食品后，你孩子的症状是否有所改善。如果有改善，就帮助孩子坚持这种饮食法。

治疗多动症的行动计划

－食物敏感和食物过敏　＋消化酶

请按以下步骤实施本章讨论的控制多动症症状的行动。

食物敏感（以乳制品为例）

第一步：问问自己，孩子看起来像对乳制品上瘾了吗？他渴望和要求吃奶酪或其他乳制品吗？他在不吃乳制品的情况下会变得暴躁，而吃了乳制品后会感觉更好、表现更好吗？

第二步：如果你的回答是肯定的，那么请你考虑去除孩子饮食中的乳制品。

第三步：你如果不确定孩子对乳制品是否敏感，请通过主治医师给孩子预约麸质 / 酪蛋白肽检测。如果检测结果为阳性……

第四步：去除孩子饮食中含酪蛋白的食物。

第五步：让孩子补充二肽基肽酶Ⅳ（一种分解酪蛋白和麸质的酶）。我推荐"麸质 / 乳制品消化酶"（Gluten/Dairy Digest），在孩子每次吃饭和吃零食时，让他服用 2 粒。

第六步：3~6 个月后，剂量降低到每日 2 粒。如果症状加重，则继续使用之前的方案。

食物过敏（IgG 介导的迟发过敏反应）

第一步：你如果怀疑孩子有 IgG 介导的食物过敏问题，就在餐后 1~2 小时内测量他的脉搏。如果每分钟脉搏超过正常值 20~30 次，则表明孩子有食物过敏的问题，你应该去除孩子饮食中的致敏食物。

第二步：或者，让孩子做 IgG 食物过敏检测。

第三步：如果检测结果中某些食物的等级很高（3.5 及以上），就把这些食物从孩子的饮食中去除。

乳糜泻

第一步：如果正处于青春期的孩子被确诊患多动症，那么请考虑让孩子做乳糜泻检测，乳糜泻可能是引发多动症的原因。

第二步：如果检测结果表明孩子患乳糜泻，那么你可以让孩子开始无麸质饮食。

第7章
强化脑细胞，减轻多动症

+ω-3 脂肪酸

美国精神病学学会建议每个美国人（包括孩子）每周至少吃两次鱼，特别是三文鱼和金枪鱼等富含脂肪的鱼，还建议有"冲动控制障碍"的人（如多动症患者）每日至少补充 1 g 鱼油，因为我们的大脑是"脂质脑"。

是的，脂质在人类的大脑中占 60%，这意味着人类的大脑需要稳定的膳食脂肪供应来维持健康和良好的状态。具体来说，大脑需要的是脂肪中的必需脂肪酸。富含脂肪的鱼和鱼油能够为大脑提供两种最重要的必需脂肪酸——二十碳五烯酸（以下简称"EPA"）和二十二碳六烯酸（以下简称"DHA"）。这两种脂肪酸都属于 ω-3 脂肪酸。ω 在希腊语中有"极好"的意思，这代表充足的 ω-3 脂肪酸对大脑有极好的作用。缺乏 ω-3 脂肪酸会对大脑造成以下影响。

- 神经元细胞膜退化。

- 血清素减少。血清素是神经元产生的一种有助于控制人的脑力活动、情绪和行为的神经递质。

- 多巴胺受体畸形，数量减少。缺乏多巴胺是公认的引起多动症症状的原因。

- 树突减少。树突是神经元接收和传递冲动的分支。

- 突触减少。突触是神经元之间传递信息的桥梁。

简而言之，神经传递（即维持人的思想、情感和行动的脑细胞之间传递信息的运动）的每一个方面都会受到 ω-3 脂肪酸的影响。此外，ω-3 脂肪酸还可以通过减少慢性低度炎症（一种损伤脑细胞的慢性细胞发炎）来保护大脑。

要点。

ω-3 脂肪酸缺乏不利于孩子大脑的发育，并且 ω-3 脂肪酸缺乏的现象很常见。

我们的祖先主要通过狩猎获取食物，在他们的饮食中，ω-6 脂肪酸和 ω-3 脂肪酸的比例约为 2∶1。而如今在我们的饮食中，这一比例是 15∶1。（在现代饮食中，ω-6 脂肪酸的主要来源是加工过的肉类、植物油以及用于制作烘焙食品和薯片的反式脂肪酸。）这种双重影响——ω-6 脂肪酸增加和 ω-3 脂肪酸缺乏——是引起多动症症状的因素之一，然而这一因素几乎没有得到医生的认可。

但是，科学家支持这一观点。在多动症研究领域，对 ω-3 脂肪酸的研究比对任何营养素的研究都多。让我们一起看看相关研究的结果吧。

科学依据：ω-3 脂肪酸具有滋养大脑的作用

从预防多动症到治疗多动症，ω-3 脂肪酸在其中都起着关键作用。

摄入的 ω-3 脂肪酸少会增高患多动症的风险。

一项对近 200 名学龄儿童展开的研究表明，摄入 ω-3 脂肪酸少的学龄儿童患多动症的风险比摄入正常的儿童高 31%。

多动症儿童血液中 ω-3 脂肪酸的水平较低。

根据美国俄勒冈健康与科学大学的研究人员对 9 项研究结果的综合分析，多动症儿童血液中 ω-3 脂肪酸的平均水平比未患多动症的儿童的低 38%。在一项对 493 名学龄儿童展开的研究中，血液中 DHA 水平较低的儿童更容易出现反抗、不友好、情绪波动大和学习困难的情况。英国科学家开展的一项研究的结果表明，患多动症并且 ω-3 脂肪酸水平较低的儿童"处理情绪"（理解和反馈情绪）和"调节情绪"（在各种情况下控制情绪）的能力较差。

多动症儿童 ω-3 脂肪酸水平低的原因可能是遗传。

记住，多动症不是行为问题，而是一种医学上的障碍，常常伴有遗传造成的多巴胺、去甲肾上腺素和血清素缺乏。英国医学研究理事会的社会、遗传与发育精神病学中心的科学家致力于多动症的遗传是否与缺乏必需脂肪酸有关的研究。他们以 180 名多动症儿童和 180 名未患多动症的儿童为研究对象，发现就与脂肪酸代谢有关的基因发生突变的概率而言，多动症儿童比未患多动症的儿童大 60%~70%。

波型混乱的脑电波与低水平的 ω-3 脂肪酸。

一篇发表在《神经药理学》（*Neuropharmacology*）上的研究报告指出，血液中 DHA 水平低的多动症儿童的脑电波中有与多动症有关的混乱波型。

补充 ω-3 脂肪酸能够减少多动。

分析了 16 项关于多动症和 ω-3 脂肪酸的研究的数据后，美国俄勒冈健康与科学大学的研究人员发现，正如父母和老师所评价的那样，多动症儿童持续补充 ω-3 脂肪酸后其多动的症状确实减少了。研究人员发表在《临床心理学评论》（*Clinical Psychology Review*）上的文章表明，根据现有的科学研究结果，足以把补充 ω-3 脂肪酸当作补充疗法纳入现有的多动症疗法（药物疗法和行为疗法）。研究人员对 10 项关于多动症和 ω-3 脂肪酸的关系的研究进行的分析表明，补充 ω-3 脂肪酸能减少情绪波动大和攻击性强的问题。

注意力不集中、多动、不听话的情况和敌意减少，拼写能力提高。

澳大利亚研究人员指出，以上这些都是 4 个月来每天服用 ω-3 脂肪酸补充剂的多动症儿童所获得的益处。

记忆力更强，学习能力更强。

德国研究人员对 95 名多动症儿童进行了研究，发现补充 ω-3 脂肪酸可以提高患儿的"工作记忆"能力——对学习至关重要的短时记忆能力。

阅读能力更强。

澳大利亚研究人员开展了一项对 90 名多动症儿童（7~12 岁）的研究，让其中的一半服用 EPA/DHA 补充剂，另一半服用安慰剂。4 个月后，补充 ω-3 脂肪酸的患儿的阅读能力和拼写能力提高了，并且他们注意力不集中、反抗、多动和不安的情况减少了。研究人员在《营养学》（*Nutrition*）上发表的研究报告称，提高血液中的 ω-3 脂肪酸（特别是 DHA）水平，可以"提高多动症儿童的读写能力和改善他们的行为"。

补充 ω-3 脂肪酸有助于解决睡眠问题。

以色列研究人员对 78 名有睡眠问题的多动症儿童（9~12 岁）进行了研究，让

患儿服用 ω-3 脂肪酸 / ω-6 脂肪酸补充剂（这种补充剂含有 γ- 亚麻酸，γ- 亚麻酸是一种 ω-6 脂肪酸，存在于月见草油、琉璃苣油和黑加仑油中）或安慰剂。10 周后，服用补充剂的患儿不仅睡得更好，而且白天不那么疲惫，可以更加集中注意力，情绪更好，并且能更好地与他人合作。（本章后面的内容会解释为什么同时补充 EPA、DHA 和 γ- 亚麻酸有时很重要。）

结合 ω-3 脂肪酸使用利他林优于单独使用利他林。

发表在《注意障碍杂志》上的一篇研究报告表明，结合 ω-3 脂肪酸使用中枢兴奋药可以加强药物减少多动和冲动的效果，并且可以减少药物的副作用。

药物无效时，ω-3 脂肪酸有效。

研究人员对 98 名多动症儿童进行了研究，对这些患儿来说，药物疗法和行为疗法都没有效果。研究人员让一半患儿服用 ω-3 脂肪酸补充剂，另一半服用安慰剂。6 个月后，服用 ω-3 脂肪酸补充剂的患儿的不安、攻击性和冲动减少了，他们更配合父母和老师，并且在学校里表现得更好。

重要提醒：ω-3 脂肪酸需要时间来发挥作用！

在一项类似的研究中，研究人员以 98 名多动症儿童为研究对象，发现中枢兴奋药哌甲酯 [这种药在市场上有许多名称，包括利他林、专注达（Concerta）、麦太达（Metadate）、麦斯林（Methylin）、奎利凡特（Quillivant）和阿普滕索（Aptensio）] 对这些患儿没有效果。研究人员让一半患儿服用 ω-3 脂肪酸 / ω-6 脂肪酸补充剂，另一半服用安慰剂，并且分别在之后的第 3 个月和第 6 个月评估患儿在行为上的变化。在第 3 个月时，研究人员发现两组患儿在行为方面没有任何差异。但在第 6 个月时，服用补充剂的患儿的注意力更集中了，他们不那么冲动了，并且能更好地配合父母和老师。这项研究告诉我们：如果孩子正在服用 ω-3 脂肪酸补充剂，请耐心等待，因为一段时间之后补充剂才会产生效果。正如另一项研究的结果所表明的，ω-3 脂肪酸补充剂会让孩子的症状逐步改善。

补充 ω-3 脂肪酸可能对所有儿童都有益。

荷兰研究人员研究了 ω-3 脂肪酸补充剂对多动症儿童和未患多动症的儿童的影响，发现两组儿童注意力不集中的情况都减少了。

改善父母的行为。

美国宾夕法尼亚大学和美国国立卫生研究院的科学家研究了 200 名儿童及其父

母的"反社会行为"。研究人员让其中一半儿童每天补充 1 g 的 ω-3 脂肪酸 6 个月，并在停止补充后对儿童及其父母进行了 6 个月的随访。在补充 ω-3 脂肪酸的 6 个月里，儿童的攻击行为减少了 68%，在停止补充后的 6 个月里，儿童的攻击性仍然保持在较低的水平。在这 12 个月里，这些儿童的父母也不再那么有攻击性。研究人员发表在《儿童心理学和精神病学》（*Journal of Child Psychology and Psychiatry*）上的文章写道："由于父母和孩子相互影响，儿童行为的改善会引起父母行为的改善，父母行为的改善进一步促进了儿童行为的改善，这并不奇怪。"

补充 ω-3 脂肪酸对胎儿有利。

比尔及梅琳达·盖茨基金会资助的科学家分析了 15 项研究的数据，这些数据涉及 2500 多名儿童及其母亲。研究人员发现，如果母亲在怀孕时补充 ω-3 脂肪酸至少 7 个月，孩子的"神经发育"（智力和协调性）就会优于那些母亲没有在孕期补充 ω-3 脂肪酸的孩子。研究人员发表在《美国实验生物学会联合会会志》（*FASEB Journal*）上的结论是，"母亲在怀孕时或孩子在婴儿期时补充 ω-3 脂肪酸可以改善儿童的神经发育"。

不仅鱼油补充剂可以滋养胎儿，富含脂肪的鱼对胎儿也很好。《美国流行病学杂志》（*American Journal of Epidemiology*）发表的一篇研究报告称，研究人员观察 3000 多名孕妇及其孩子 5 年后发现，若母亲在怀孕期间多吃富含脂肪的鱼，孩子的"认知功能"就会稍好一些。（如果你担心金枪鱼含汞，那么淡水金枪鱼罐头是个不错的选择。）

美国国立卫生研究院：ω-3 脂肪酸值得"研究"。

美国国立卫生研究院营养神经科学部的研究人员分析了一年来对 ω-3 脂肪酸和多动症的关系的研究结果，得出结论，美国人每年购买治疗多动症的药物的花费高达数百亿美元，而且多动症儿童经常对药物没反应或因为副作用而停止使用药物，因此，对 ω-3 脂肪酸的研究是未来科学研究的一个重要领域。

我很高兴科学家认为未来研究 ω-3 脂肪酸很重要。但是，在你的孩子还缺乏 ω-3 脂肪酸时，你不应该等待他们的行动！接下来，我会介绍如何确保孩子的大脑拥有充足的 ω-3 脂肪酸。

助力 ω-3 脂肪酸的磷脂酰丝氨酸

患儿的父母有时会问我，除了让孩子服用我推荐的补充剂外，还有什么能帮助孩子。我常常建议患儿补充磷脂酰丝氨酸（以下简称"PS"）。

PS 是一种增强细胞膜（包括脑细胞的细胞膜）流动性的磷脂。细胞膜健全的神经元能更好地传递信息，从而使人拥有更稳定的情绪、更集中的注意力、更清晰的思维以及更好的行为。

研究表明，PS 不仅有助于提高 ω-3 脂肪酸减轻多动症症状的效果，自身也可以发挥作用——使注意力更集中，减少冲动和不安，提高短期记忆力。以色列科学家测试了一种 ω-3 脂肪酸/PS 补充剂的安全性，他们让 150 名儿童服用该补充剂 30 周（大多数针对营养素的研究只持续 8~12 周），得出的结论是这种补充剂"既安全，又不易使人产生耐受性"。我的建议是让患儿每日服用 200~300 mg PS 补充剂，也就是每餐服用 100 mg，每日服用 2~3 次。（例如，早餐时服用 100 mg，晚餐时服用 100 mg。）可以在药店或网上购买 PS。

如何给患儿补充 ω-3 脂肪酸？

多动症儿童都需要服用 ω-3 脂肪酸补充剂吗？遗憾的是，这通常是一个不容易回答的问题。

鱼油补充剂是目前最受欢迎的营养补充剂。消费者实验室关于鱼油补充剂开展的一项调查显示，每 3 人中就有 2 人在服用鱼油补充剂。但是，公众的信任并不意味着补充鱼油就是适合多动症儿童的营养疗法。

一方面，缺乏某些营养素时人会表现出明显的症状，比如缺镁时人会出现睡眠问题、焦虑和便秘，而缺乏 ω-3 脂肪酸时，人没有明显的症状。另一方面，我的临床经验表明，服用大剂量（每天 4 g 以上）ω-3 脂肪酸补充剂几个月或几年，实际上会造成必需脂肪酸失衡：过多的 ω-3 脂肪酸（EPA 和 DHA）会降低 ω-6 脂肪酸（γ- 亚麻酸）的水平。

当然，这并不意味着缺乏必需脂肪酸时人没有任何症状。根据我的临床经验，尿频、频繁口渴和（或）有过敏反应的多动症儿童可能需要每天服用大剂量（2 g 以上）的 ω-3 脂肪酸。

此外，有皮肤问题 [如典型的湿疹或"鸡皮"（皮肤科医生称为毛发角化病的微小凸起）] 的儿童可能缺乏 γ- 亚麻酸，也需要服用补充剂。

不做检测情况下的最佳营养素补充策略

如果你的孩子没有明显的缺乏 ω-3 脂肪酸的迹象，并且你和他的主治医师不准备让孩子做相关检测，那么我的建议是让孩子每天服用含有 1~2 g EPA 和 DHA 的鱼油补充剂。在临床中，我经常让患儿服用同时含有 EPA/DHA 以及 γ- 亚麻酸的补充剂，这样患儿每天可补充 3 g 必需脂肪酸。例如，假如你选择的胶囊型补充剂每粒含 800 mg EPA、400 mg DHA 和 100 mg γ- 亚麻酸，那么你应该让孩子每次服用 1 粒，每日 2~3 次。

何时检测？

如果你的孩子有一种或多种明显的缺乏必需脂肪酸的迹象，那么你和他的主治医师应该考虑让他进行检测，看他是否缺乏必需脂肪酸。（记住，除非检测结果表明孩子缺乏必需脂肪酸，否则孩子每天补充的鱼油不能超过 2 g，因为补充鱼油 2 g 以上有可能导致身体缺乏 γ- 亚麻酸。）

必需脂肪酸检测需要由医生安排进行，可以检测大部分的必需脂肪酸，检测结果有助于医生为你的孩子制订补充营养素的方案。

虽然我经常让患儿做这项检测，但是对传统意义上的医生来说，这种做法可能并不常见。你可以先与孩子的主治医师谈一谈本章的内容，然后同他讨论与检测相关的问题。

若检测结果显示患儿缺乏 ω-3 脂肪酸，我通常会让患儿每天服用 4 g ω-3 脂肪酸（比如吃起来方便且容易被人体吸收的鱼油）。连续服用 6 个月后，几乎所有患儿都不再缺乏 ω-3 脂肪酸，这时我会让患儿以能够平衡 ω-3 脂肪酸和 ω-6 脂肪酸的剂量继续服用补充剂。

营养素补充策略概述

你现在已经知道了两种营养素补充策略：

1. 所有多动症儿童都可以每天补充 1~2 g 鱼油；

2. 检测患儿的必需脂肪酸水平，如果患儿缺乏必需脂肪酸，就让他每天补充 4 g 鱼油。

还有其他几种通过食物和补充剂补充营养的方法，它们能够确保你的孩子获得所需的优质脂肪。

越早补充 ω-3 脂肪酸就越好

ω-3 脂肪酸是神经发育，即胎儿、婴儿、儿童和青少年的大脑健康发育的关键。因此，任何时候开始补充 ω-3 脂肪酸都不会过早。

事实上，在我写这本书时，美国塔夫茨大学和哈佛大学的科学家已经发表了他们对 15 项关于 ω-3 脂肪酸的研究进行数据分析的结果，这些研究共涉及 2,552 名儿童。科学家发现，给孕妇或婴儿补充 EPA 和（或）DHA 可以促进孩子的智力发育和提高孩子的运动技能。

全球 EPA 及 DHA ω-3 脂肪酸组织（以下简称"GOED"）的哈里·赖斯（Harry Rice）博士说，"显然，这些研究结果都令人振奋，也证实了长期以来许多科学家所秉持的观点——孕妇或婴儿补充 ω-3 脂肪酸有益于孩子的神经发育"。GOED 建议孕妇和婴儿每日补充 250 mg DHA。

许多国际组织也提出了类似的建议，包括欧洲食品安全局、奥地利营养学会、德国营养学会、健康从年轻开始家庭网、瑞士营养研究学会，以及出生缺陷干预救助基金会。

ω-3 脂肪酸也是最容易从食物——富含脂肪的鱼和其他海鲜——中获得的营养素之一。当然，我说的不是快餐店的炸鱼。

在本章结束之前，我还想提另一种滋养大脑的脂肪……

如果你十几岁的孩子容易沮丧和（或）有攻击性，请检测他的胆固醇水平

胆固醇是人体每个细胞都有的具脂类性质的物质，是健康的大脑所必需的物质。有些研究结果表明，胆固醇水平过低与有攻击性、暴力犯罪、抑郁和自杀有关。

根据我的临床经验，总胆固醇低于正常水平（1300 mg/L）的青少年多动症患者（13~19 岁）往往容易沮丧、有攻击性，甚至可能患双相情感障碍。而且，我不是唯一注意到胆固醇水平低容易引发行为方面的症状的人。

在一项对近 5000 名 6~16 岁的学生进行的研究中，总胆固醇低于 1450 mg/L 的学生可能被学校停学或开除的概率是总胆固醇水平正常的学生的 3 倍。而且，胆固醇水平过低还会对儿童的大脑造成危害。

降低胆固醇的他汀类药物会使人记忆力减退、注意力不集中、思维混乱和精神恍惚，人停止服用他汀类药物后，这些症状都会消失。甚至，美国圣地亚哥大学开展的关于他汀类药物药效的研究发现，那些服用他汀类药物后患上"阿尔茨海默病"的患者停止服用他汀类药物后，其"阿尔茨海默病"也"消失"了。这种情况非常普遍，2014 年美国食品药品监督管理局提醒服用他汀类药物的患者及其主治医师注意"认知（与大脑相关的）损害"。

健康领域的许多专家认为，降低胆固醇水平的话，人的心脏会更健康。但我认为，总胆固醇水平过低（低于 1300 mg/L）会使大脑功能难以保持最佳水平。众所周知，作为平衡情绪的神经递质，血清素只有与受体结合才能发挥作用，而胆固醇可以稳定血清素的受体。没有足够的胆固醇，血清素就无法完成自身的工作。这也解释了为什么增加血清素的药物对许多缺乏胆固醇的患者来说效果很差。

要点。

如果你的孩子十几岁了并且符合上述情况（容易沮丧、有攻击性、患有双相情感障碍），那么请你考虑让他检测总胆固醇水平。如果他的总胆固醇水平很低，原因可能不是没有摄入足够的胆固醇，而是他在胆固醇代谢方面有遗传缺陷。

为了解决胆固醇水平过低的问题，可以让孩子每天吃 1~2 个鸡蛋。此外，还可以让孩子补充脂肪酶，这是一种有助于人体吸收胆固醇的消化酶。

加减治疗计划治愈患儿的故事

患儿：15 岁女孩塔米
治疗：沮丧、进食障碍、自我伤害和多动症

我第一次见到塔米是在我的诊所。她以前的病历对她的描述是"精神恍惚"和"喜欢模仿"。塔米还有皮肤方面的问题：患有湿疹，并且脖子和手臂上有"鸡皮"（皮肤科医生称之为毛发角化病）。两者都是缺乏 EPA、DHA 和 γ- 亚麻酸等必需脂肪酸的明显迹象。

"塔米一直偷偷从厨房拿吃的，然后藏起来。"塔米的母亲朱迪告诉我，"我总是在她的抽屉里、衣柜里和床底发现糖果包装纸。"朱迪还告诉我，塔米去年一直狂吃垃圾食品，她的体重增加了大约 11 kg）。

塔米的父母很担心塔米的体重，但又不想让她感到羞愧，所以他们没有过多指责她的饮食习惯。然而，在天气已经很暖和而塔米还穿着长袖衬衫时，他们才发现塔米一直在用小刀划自己的手臂。于是，塔米的父母带着她来到了我的诊所。

在我和塔米交流时，她告诉我她很沮丧，所以她的主治医师给她开了抗抑郁药百忧解（这种药使塔米出现了自杀倾向）和另一种抗抑郁药（这种药使塔米恶心）。遗憾的是，这两种药都没有解决塔米的问题。并且，由于药物的副作用，塔米不再服用它们。

我很清楚，塔米体内的生物化学物质可能非常不平衡，于是我给塔米安排了全面的代谢检测。检测结果表明，塔米的代谢极度失衡，她严重缺乏 EPA、DHA 和 γ- 亚麻酸等必需脂肪酸。同时，塔米还缺乏镁。

我立即让塔米每日补充总剂量为 4 g 的 EPA、DHA 和 γ- 亚麻酸。此外，我还让塔米每日补充 240 mg 镁，分 2 次服用。

4 周后塔米来复诊，她的父母告诉我，塔米的行为有了改善。塔米告诉我，她的心情比以前好了，她不再想划伤自己了。

在塔米复诊时我才得知，塔米在小学时就被确诊患多动症，但她从未接受过相关治疗。于是，除了让她服用营养补充剂，我又给她开了一种小剂量的中枢兴奋药。此外，我还建议塔米全家接受家庭治疗，并建议塔米接受心理治疗——塔米和她的父母都同意了。

　　3 个月后，塔米的情况很好。她在学校里表现很好，在家里也逐渐正常了。她不再说自己沮丧。随着 EPA、DHA、γ- 亚麻酸和镁的水平逐渐恢复正常，学年结束时，我和她的父母都认为她可以不再服用治疗多动症的中枢兴奋药了。

治疗多动症的行动计划

请按以下步骤实施本章讨论的控制多动症症状的行动。

第一步： 让你的孩子每日补充总剂量为 1~2 g 的 EPA 和 DHA，随餐服用。

第二步： 如果你的孩子有明显的缺乏必需脂肪酸的迹象，就请他的主治医师安排必需脂肪酸检测以判断他是否缺乏必需脂肪酸。如果缺乏，就让他每日服用总剂量为 4 g 的 EPA 和 DHA 6 个月；6 个月后，把剂量换成维持剂量，即每日服用 1~2 g。

第三步： 鼓励你的孩子多吃富含脂肪的鱼和其他海鲜。

第四步： 如果你的孩子十几岁，并且容易沮丧、有攻击性和患有双相情感障碍，那么你可以请主治医师检测他的胆固醇水平。如果胆固醇水平很低（低于 1300 mg/L），就让他吃富含胆固醇的食物，比如每天吃 1~2 个鸡蛋，并补充有助于人体吸收胆固醇的脂肪酶。

第8章
添加蛋白质，解决糖造成的问题

－含糖饮料　＋蛋白质

我要以大声疾呼的方式引出本章的内容——抵制糖！关于这个问题，我有几个重要的观点。

首先也是最重要的一点，那些无视含糖饮食和多动症的关系的医生在回避问题。

例如，《儿科学杂志》（*Journal of Pediatrics*）上的一篇所谓达到顶尖水准的论文评估了糖和多动症的关联，并断然宣称"高蔗糖饮食……对儿童的行为或认知功能没有影响"。

然而，这篇论文也勉强承认，"过量食用糖果或饮用代糖饮料，孩子多动的症状会加重"。

其次，我和上万名的多动症儿童的父母亲眼所见：孩子摄入大量的糖后，其行为上的表现会变差；而减少糖和其他碳水化合物的摄入后，其表现会逐渐改善。

尽管有些科学研究的结果表明糖未必会加重多动症，但是，有更多研究的结果表明糖会加重多动症。

多吃甜食会使多动症的患病风险翻两番。

发表在《营养学》的一篇研究报告表明，饮食以"甜食"（如冰激凌、精制谷物、甜点、糖和软饮料）为主的儿童患多动症的概率是吃糖和精制谷物少的儿童的 4 倍。

偏好"西方饮食",孩子的大脑会走下坡路。

发表在《注意障碍杂志》上的一篇论文提到了一项类似的、为期14年、涉及近3000名儿童的研究,研究结果表明,就患多动症的概率而言,偏好"西方饮食"(富含糖、精制碳水化合物、饱和脂肪和盐的饮食)的儿童比偏好"健康饮食"(糖、精制碳水化合物、脂肪和盐少,ω-3脂肪酸和粗纤维丰富的饮食)的儿童大1倍。

事实上,糖和多动症的联系十分密切。美国科罗拉多大学一支专门研究糖与健康问题的关系的专家团队已经得出"长期摄入糖是引发多动症的原因"的论断。对,是"原因"。他们的理论是,糖和高果糖浆提高了神经递质多巴胺的水平,使人产生受到奖赏和快乐的感觉。因为吃糖的感觉很好,所以孩子想吃并且会吃更多的糖。这样长期摄入糖会减弱多巴胺的反应,孩子为了感觉快乐就要吃更多的糖。最终,被过度使用的多巴胺受体数量减少,从而使多巴胺的水平降低,并引发多动症的症状。

为了支持这个理论,专家以下面这个现象作为例证:在长期摄入的糖的比例增加(占摄入总热量的15%~20%)的同时,多动症的发病率也增高了20%。

与这些专家的观点不同,我的观点是长期摄入糖不是导致多动症的原因。治疗过上万名多动症患者所积累的临床经验告诉我,不是这样的。但是,摄入糖肯定会引发多动症的许多症状。并且,减少糖的摄入量通常有助于减轻症状。

即使含糖饮食不会加重多动症症状(可能的确如此),摄入过多的糖仍然会损害孩子的健康,无论现在还是将来。

然而,解决孩子吃糖问题的最好方法不是去除孩子饮食中所有的糖(这会把你和你的孩子逼疯的),而是减少或去除孩子饮食中的含糖饮料(如汽水)。发表在《儿童肥胖症》(*Child Obesity*)上的一篇研究报告称,"目前,含糖饮料是儿童和青少年饮食中糖的主要来源"。(这也是我想强调的重点。)

你如果能帮助你的孩子少喝或不喝含糖饮料,如软饮料、果汁饮料、运动饮料、能量饮料、茶饮料和咖啡饮料,就减少或切断了孩子饮食中最主要的糖的来源,也就是说减少或去除了最有可能加重多动症症状的糖。

最后,研究表明,保持血糖平衡是防止糖和其他精制碳水化合物引起大脑和行为失衡的关键因素。稳定地摄入人体消化缓慢的蛋白质有助于保持血糖平衡,因此,请尽可能地让孩子一整天都吃到富含蛋白质的食物。

　　但是，在我详细告诉你如何限制孩子饮食中的含糖饮料（这比你想象的容易），以及如何让孩子通过饮食摄入更多蛋白质（这也很容易）之前，我要多花点儿时间强调糖与多动症的关系，以及糖与健康状况差的关系。

糖与多动症患者的大脑

　　人体内的每个细胞都需要血糖（血液中的葡萄糖）提供动力，其中脑细胞需要的最多。大脑的重量仅占体重的 2%，但大脑消耗的葡萄糖占人体内可用葡萄糖的 20%。当大脑中的葡萄糖代谢不正常时，脑细胞就得不到所需的葡萄糖，大脑也就无法正常工作。多动症可能就是大脑血糖不足的结果。让我们来看一下科学的证据。

　　多动症患者的大脑消耗的葡萄糖较少。

　　一支由美国国家心理健康研究所下属儿童精神病学专家组成的团队对 75 名成年人开展了一项研究，希望找到多动症在生物化学方面的病因。其中 25 名在儿童期被诊断为多动症的患者"在成年后仍然有相当严重的坐立不安和注意力不集中的问题"，并且他们的孩子目前也被诊断患有多动症。其余 50 名成年人未患多动症，但与上述 25 名患者在年龄、智商、收入和教育经历方面情况相似。

　　在这项研究中，研究人员首先让所有研究对象执行了一项"听觉注意任务"：识别以不同顺序反复播放的 3 种声音中音调最低的声音。接下来，研究人员给所有研究对象注射含有放射性标记的葡萄糖，并通过大脑正电子发射体层成像技术对其进行跟踪。注射 35 分钟后，研究人员让研究对象再次执行"听觉注意任务"。结果表明，在执行任务期间，儿童期患多动症的成年人的"大脑葡萄糖代谢"比未患多动症的成年人的低 8.1%。换句话说，多动症患者的大脑消耗的葡萄糖要少得多。

　　此外，研究人员仔细观察研究对象大脑中 60 个特定区域后发现，多动症患者的大脑中有 30 个区域的葡萄糖代谢水平"显著降低"。这些区域包括前运动皮层和前额叶皮层，即大脑中控制注意力、"活跃状态"（一个人活动得多还是少，包括身体上的坐立不安）和冲动的区域。

　　关键神经递质的水平较低。

　　在另一项关于葡萄糖和多动症的研究中，美国耶鲁大学医学院儿童临床研究中心的研究人员以 28 名 7~14 岁的儿童为研究对象，其中 17 名患有多动症，11 名未患多动症。一大早，研究人员让这些儿童做糖耐量试验，在他们口服一剂纯葡萄糖溶液后的几小时里，研究人员定时测量了他们的几种行为和生化方面的参数，如注意力集中程度和血糖水平，还测量了血液中的肾上腺素水平和去甲肾上腺素水平。测量结果表明，多动症儿童的肾上腺素水平和去甲肾上腺素水平都低，而肾上腺素水平低容易使人有攻击性甚至表现出暴力行为。

研究人员发现，多动症儿童与未患多动症的儿童服用葡萄糖后的反应几乎没有区别。两组儿童都能正常代谢葡萄糖，他们的血糖水平先升高，随后降低。然而，随着血糖水平逐渐降低，未患多动症的儿童持续产生正常水平的肾上腺素和去甲肾上腺素，而多动症儿童产生的肾上腺素和去甲肾上腺素的水平明显更低，其中肾上腺素低了50%，这一差距非常大。研究人员说，这些结果"特别值得注意"和"令人惊讶"，他们没有想到两组儿童之间有如此大的差异。

研究人员推测，肾上腺素和去甲肾上腺素的水平低"与大脑中糖代谢的区域性变化有关，正如之前对儿童期患有多动症的成年人的研究所揭示的那样"。换句话说，肾上腺素和去甲肾上腺素水平低可能是由大脑中葡萄糖的水平低引起的。

多动症儿童没有通过"糖试验"。

我所说的"糖试验"就是糖耐量试验：让研究对象服用纯葡萄糖溶液，分别在服用1小时、2小时和3小时后测量其血糖水平。如果血糖水平略有上升，然后保持稳定，则代表研究对象的糖代谢是正常的；如果血糖水平迅速上升和下降，或从一开始就不升高，则代表研究对象的糖代谢有问题。

在美国得克萨斯大学健康科学中心开展的一项研究中，29名5~17岁的多动症儿童进行了糖耐量试验，结果很糟糕。许多患儿的血糖水平骤升骤降，另外一些患儿的血糖水平一直未升高。在进行试验的这段时间里，许多患儿都表现出了与大脑相关的生理和情绪上的症状，如头痛、嗜睡和暴躁。

以上这些研究结果的意思不是让孩子多摄入葡萄糖，而是表明孩子的大脑需要可靠、稳定、平衡的葡萄糖供给，而非由吃甜食或喝含糖饮料导致的血糖忽高忽低。本章提供了两种简单的实现脑内血糖平衡的方法：少喝含糖饮料；增加蛋白质的摄入。

但在介绍这两种方法之前，我要说一下糖的另一个副作用，以及糖与多动症的关系。

大量摄入糖，健康无影踪

　　每个美国成年人平均每周消耗大约 1.36 kg 糖，或每年消耗大约 70.76 kg 蔗糖、高果糖浆和其他富含热量的甜味剂，这个水平过高了。科学研究证明，过量摄入糖会增高患肥胖症、心脏病、中风、糖尿病、肾脏疾病和癌症的风险。（即使保守的美国心脏协会也承认，饮食中的"添加糖"，比如约 350 mL 的汽水含有的 8 茶匙糖，会使心脏病和中风发作的风险增高。）如果你的孩子目前实行高糖饮食，并且继续保持这种饮食，那么上述问题都将是他成年后不得不面对的健康问题。

　　如今美国人的饮食中的糖过多——75% 的包装食品、加工食品和饮料都含有添加糖，以至于 21 世纪以来，许多美国儿童已经面临曾经成年人才有的健康问题，包括：

- 严重超重或肥胖；

- 2 型糖尿病，过去它被称为"成人发病型糖尿病"，现在儿童也会得这种病；

- 代谢综合征，指一组损害心脏健康的危险因素，如高血糖、腹部脂肪过多和高密度脂蛋白（保护动脉的优质胆固醇）水平低。

　　在以上 3 种健康问题中，肥胖是最常见的。

　　自 20 世纪 80 年代以来，超重和肥胖的美国儿童的比例增大了 2 倍，1/3 的儿童要么超重，要么肥胖。而与体重正常的儿童相比，超重和肥胖的儿童患多动症的比例更大。

　　体重超重意味着患多动症的风险高。

　　《梅奥诊所学报》（*Mayo Clinic Proceedings*）近期发表的一篇研究报告称，研究人员对 1000 名多动症儿童和未患多动症的儿童进行调查后发现，多动症儿童肥胖的比例比未患多动症的儿童大 23%。

　　事实上，科学研究和我的临床经验都表明，肥胖症、进食障碍（特别是暴食障碍）和多动症的分布存在交叉，这些问题都可能是由大脑中神经递质的失衡引起的。对暴食障碍患者来说，多巴胺和去甲肾上腺素的失衡会导致自我控制能力差，这也是多动症的常见症状。

但是，即使你的孩子没有超重或肥胖，饮食中的糖过量仍然是引起多动症的危险因素，尤其是过多饮用含糖饮料（如软饮料、果汁饮料、运动饮料、能量饮料、茶饮料和咖啡饮料）。

对多动症儿童来说，软饮料是沉重的负担

与 20 世纪 80 年代相比，如今，美国儿童和青少年消耗的含糖饮料的数量增加了一倍。2/3 的高中生每天至少喝一瓶含糖饮料，许多人喝两瓶甚至更多——能量饮料的消耗量上升，汽水的消耗量下降。其他研究表明，40% 的 2~11 岁的美国儿童每天至少喝一瓶汽水。

在《美国国家校医协会杂志》（*Journal of the National Association of School Nurses*）上，一位健康领域的专家对这种情况进行了总结："大多数 2~19 岁的孩子每天都喝含糖饮料。"

当然，这不可能是一个好消息。

一瓶汽水就会引发多动和注意力不集中的症状。

在最近的一项研究中，美国耶鲁大学公共卫生学院的研究人员分析 1649 名中学生的数据后发现，每天喝一瓶含糖饮料，出现多动和注意力不集中症状的风险就会增高 14%。换句话说，每天喝 3 瓶含糖饮料的话，风险就会增高 42%，那么孩子表现出良好行为的可能性就不大了。

含咖啡因和糖的饮料就更糟了。耶鲁大学的研究人员发现，只喝一瓶能量饮料的学生出现多动和注意力不集中症状的概率会增大 66%。

耶鲁大学的研究人员并不是最先注意到含糖饮料和多动症有关的科研人员。

对 5 岁的孩子来说，一瓶汽水就可以使其攻击性加倍。

哈佛大学公共卫生学院和哥伦比亚大学的研究人员以近 3000 名 5 岁儿童为研究对象，发现与不喝汽水的儿童相比，每天喝一瓶汽水的儿童表现出攻击性的概率几乎增大了一倍，每天喝 4 瓶或更多汽水的儿童出现攻击性的概率几乎增大了 4 倍。喝汽水的儿童也更有可能出现注意力不集中的症状。研究人员推测，汽水和不良行为之间的这种关系同样存在于其他含糖的饮食（如糖果、甜品和水果）与不良行为之间。

"软饮料，"研究人员在发表在《儿科学杂志》上的论文中写道，"是高度加工产品，含有碳酸水、高果糖浆、阿斯巴甜、苯甲酸钠、磷酸或柠檬酸，以及咖啡因等成分，其中任何一种成分都可能影响儿童的行为。"

关于磷的坏消息。

磷酸是矿物质磷的一种结构形式，在上面提到的成分中，它绝对是最"坏"的成分之一。一瓶 350 mL 的可乐含有 60 mg 磷，这是很大的剂量。你的孩子如果摄入了过多的磷，就会缺镁。镁缺乏在多动症儿童中很常见，会引发睡眠问题和焦虑等症状。摄入了过多磷的儿童还会缺钙，而充足的钙是骨骼保持健康的必要条件。一位德国药剂师甚至指出，高磷饮食是她的儿子患上多动症的主要原因。当这位药剂师让自己的儿子开始低磷饮食后，他在学校中的表现和他的行为都明显改善了，他的幸福感也增加了，他甚至不再需要服用治疗多动症的药物了。这位药剂师在自己的书《隐藏在药物和膳食中的磷酸盐：行为问题、学习困难和青少年犯罪的原因》(*The Hidden Drug, Dietary Phosphate: Cause of Behavior Problems, Learning Difficulties and Juvenile Delinquency*) 中写道，许多多动症儿童可以通过从饮食中去除含磷饮料（如汽水）来缓解症状。

此外，糖、磷酸以及汽水中的其他成分还可能影响呼吸道——除多动症以外，汽水和其他含糖饮料还会引发哮喘。

高果糖浆使人患哮喘的风险增高 4 倍。

一项研究表明，如果 2~9 岁的儿童每天喝一瓶含有高果糖浆的饮料，那么他患哮喘的概率是几乎从未喝过这种饮料的儿童的 5 倍。另一项研究表明，对 11 岁的儿童来说，喝大量汽水会使他们患哮喘的风险翻倍。

在一项对高中生的研究中，每天喝 2 瓶汽水的学生患哮喘的风险增高了 28%，而喝 3 瓶及以上汽水的学生患哮喘的风险增高了 64%。

含糖饮料使人患代谢综合征的风险增高 10 倍。

一项对 2700 多名 12~16 岁的青少年的研究显示，喝大量含糖饮料的男孩患代谢综合征的风险增高了 10 倍。另有研究表明，每天喝 2 瓶（每瓶约 473 mL）的含糖饮料，只需 6 个月就会出现代谢综合征的相关症状。

汽水使成绩不及格的概率加倍。

在一项对 16000 多名高中生的研究中，研究人员发现，与不喝汽水的学生相比，每天至少喝一瓶汽水的学生获得 D 或 F 的成绩的概率增大了一倍。而且汽水中的糖可能不是唯一的导致成绩不及格的因素。

在一项对 475 名大学生的研究中，研究人员发现，摄入大量苯甲酸钠（汽水、果汁饮料、茶饮料和咖啡饮料中的一种添加剂）的学生出现多动症症状（如注意力不集中、坐立不安和冲动）的概率增大了一倍。

可乐和能量饮料会增加头痛、胃痛和失眠的次数。

另一项研究发现，含糖饮料、含咖啡因的饮料（如可乐和能量饮料）会引发常见的儿童健康问题，如头痛、胃痛、食欲不振和睡眠问题。研究人员发表在美国儿科学术协会官方期刊《儿科学术》（*Academic Pediatrics*）上的研究报告称，"支持限制儿童喝含糖饮料和避免儿童喝能量饮料的建议"。

我由衷地赞成这一建议。

对多动症儿童来说，不喝含糖饮料是控制多动症症状的重要步骤。但考虑到糖与多动症的关系，除了不喝含糖饮料，还有一个重要步骤。

对想帮助孩子控制多动症症状的家长来说，以下两个步骤非常重要，但又简单明确。

1. 让孩子少喝或不喝含糖饮料（包括软饮料、果汁饮料、能量饮料、运动饮料、茶饮料和咖啡饮料）。

2. 让孩子每餐（包括吃零食时）多吃含蛋白质的食物。

具体如何实施呢？让我们从让孩子少喝含糖饮料讲起。

对含糖饮料说"不"

由于含糖饮料对儿童非常不利，营养和公共卫生方面的专家一直努力寻找让孩子少喝或不喝含糖饮料的方法。他们给家长提供了一些经过验证有效的实用方法。

美国疾病控制中心的研究人员分析了 2~19 岁的儿童和青少年饮用含糖饮料的情况，发现超过一半的含糖饮料是在家里被喝掉的。

另一组研究人员对近 8000 名儿童和 6000 多名家长开展了一项大规模调查，对有助于 10~12 岁儿童少喝含糖饮料的 11 种"家庭因素"的有效性进行了研究。

一个显而易见有效的因素是：如果家里有含糖饮料，孩子就会喝；如果家里没有，孩子就不会喝。

这个因素提醒我们：如果不想让孩子喝含糖饮料，就把它从购物清单上剔除，让含糖饮料从家里消失；父母面对孩子的恳求和纠缠时也不要心软。研究还发现，如果父母喝含糖饮料，那么孩子也会喝；如果父母不喝含糖饮料，那么孩子也不太可能喝。

其他家庭成员有同样的影响：如果一个孩子的兄弟姐妹喝含糖饮料，那么这个孩子也会喝含糖饮料。

研究人员发表在医学期刊《食欲》（*Appetite*）上的论文称，父母如果不想让孩子喝含糖饮料，就应该"特别"关注"家里是否有含糖饮料"以及"自己是否喝含糖饮料"这两个问题。

《营养教育与行为杂志》（*Journal of Nutrition Education and Behavior*）上发表了一项研究的报告，研究人员对近 1000 名五年级和六年级的学生进行了调查。一位接受调查的学生说："父母说我可以按照自己的意愿想喝多少橙汁就喝多少，但这件事从来没有实现过，因为饮料已经被父母控制起来了。"另一位学生说："家里没有，学校里也没有，我只能不喝了。"

澳大利亚研究人员在《食欲》上发表的一篇研究报告称，父母对含糖饮料（特别是软饮料）的态度，是决定孩子是否经常饮用它的最重要的因素。如果父母对含糖饮料的态度是正面的，那么孩子更有可能喝它。更好的做法是鼓励孩子喝健康的饮料，比如水。喝水不仅有助于孩子少喝含糖饮料，还能给孩子补充他可能缺乏的必需营养素。美国华盛顿大学公共卫生营养中心的研究人员分析了近 5000 名 4~13 岁儿童的健康数据，发现 75% 的 4~8 岁儿童、87% 的 9~13 岁女孩和 85% 的 9~13 岁男孩的每日饮水量没有达到"膳食营养素参考摄入量"所推荐的量，即每消耗 1 kacl（约 4185 J）热量大约喝 1 L 水。

研究人员发表在《营养学杂志》（*Nutrition Journal*）上的论文称，这些结果"令人担忧"。论文还指出，用水代替像含糖饮料这样的高热量饮料是控制体重的有效方法。

不喝含糖饮料可以大大减少孩子饮食中的含糖量。但是，孩子远离含糖饮料后，我建议父母允许孩子偶尔吃一些甜食。研究表明，当孩子被禁止吃某种食物时，他们很可能在有机会的时候（比如在朋友家或学校时）吃得更多。在一项对 6 岁儿童开展的研究中，当母亲阻止孩子吃太多孩子最喜欢的食物时，体重正常的孩子喝含糖饮料的概率会翻倍。偶尔吃饼干和糖果是可以的，但喝含糖饮料不可以。

有一种方法可以使你的孩子吃甜食而不影响他大脑的正常运转，那就是在他吃甜食时确保他摄入一些蛋白质。

用更多的蛋白质增强孩子的脑力

碳水化合物、蛋白质和脂肪是为人体提供能量的宏量营养素。

但精制碳水化合物（如糖和面粉）在短时间内会提供过多的能量，使血糖难以保持稳定，从而使脑内物质失衡。

正如我在本章中所说的，保持血糖稳定的秘诀并不是去除孩子饮食中所有的糖。尝试过这种方法的父母都知道它不起作用，甚至可能适得其反，导致孩子悄悄地吃更多糖。

保持血糖稳定的秘诀是在孩子吃饭和吃零食时确保他摄入消化速度慢的蛋白质。血糖指数（以下简称"GI"）是衡量食物转化为葡萄糖的速度的指标。富含糖和精制碳水化合物的高 GI 食物会使血糖水平迅速升高到"大气层"，而富含蛋白质的低 GI 食物会使血糖水平保持在"地平线"附近。接下来，让我们一起看看低 GI 早餐和高 GI 早餐对儿童情绪、行为和智力的影响。

思维更敏捷，心情更愉快。

《英国营养学杂志》上发表的一篇论文提到了一项对 74 名学龄儿童开展的研究。研究结果表明，在吃早餐后的 90~140 分钟内，吃低 GI 早餐的儿童的思维更敏捷，而且他们更快乐、更放松，对事实和文字记得更清楚。

同样，在一项对大学生开展的研究中，7 天里每天早上吃高蛋白质早餐的学生比吃高碳水化合物早餐的学生更专注、更快乐，并且思维更敏捷。

注意力更集中，记忆力更强。

研究人员发表在《生理学与行为》（*Physiology and Behavior*）上的报告称，在一项对 42 名平均年龄为 12 岁的儿童开展的研究中，吃低 GI 早餐的儿童更细心，他们的短期记忆力更强。（如果他们吃了低 GI 早餐并锻炼了身体，那么他们的注意力更集中，记忆力更强。）

注意力集中一上午。

在一项对 64 名 6~11 岁学龄儿童开展的研究中，吃了低 GI 早餐后，儿童上午注意力不集中的情况"显著减少"。

减少饥饿感和对食物的渴望。

其他研究表明，低 GI、高蛋白质早餐有助于消耗更多热量和脂肪，减少饥饿感和对食物的渴望，对超重的儿童和青少年来说尤其如此。

以上的几项研究的对象是未患多动症的儿童，但吃低 GI 早餐对多动症儿童来说有同样的效果。

高碳水化合物更容易使注意力分散。

美国乔治华盛顿大学的研究人员对 39 名多动症儿童和 44 名未患多动症的儿童开展了一项研究，这些儿童有的吃高碳水化合物早餐，有的吃高蛋白质早餐，有的不吃早餐。研究人员发现，对多动症儿童来说，与高蛋白质早餐相比，高碳水化合物早餐更容易使患儿的注意力分散。

高蛋白质零食对大脑有好处。

零食也很重要。一篇发表在《营养学杂志》上的研究报告称，在 31 名平均年龄为 17 岁的青少年中，与吃高碳水化合物或高脂肪零食的人相比，下午吃高蛋白质零食的人"认知灵活性"（承担新的脑力工作的能力）更强、困惑更少。

从早餐开始，一整天都增加蛋白质的摄入

关于如何让孩子在日常饮食中摄入更多蛋白质，关注儿童健康的营养学家提出了很多有用的建议。在这些建议的基础上，我要多提一条来提醒大家：对乳制品过敏和敏感的情况在多动症儿童中很常见，因此，只有医学检测结果表明患儿的身体可以接受乳制品，才可以在患儿的饮食中增加乳制品。（关于食物过敏及食物敏感的内容，请参阅本书的第 6 章。）

劳拉·史蒂文斯（Laura Stevens）是营养和多动症领域的专家，也是《解决你的困惑：针对多动症儿童的自然替代疗法》（*Solve the Puzzle of Your ADHD Child: Natural Alternative for Hard-to-Raise Children*）这本书的作者。她推荐了一些适合多

动症儿童吃的高蛋白质早餐。她说这些早餐做起来很"方便"，大多数都可以在上学的路上吃，具体如下。

- 涂抹了天然花生酱的全麦面包，搭配少许什锦果酱。

- 煮鸡蛋，也可以换成魔鬼蛋①；一杯橙汁。为了节省时间，可以在前一天晚上煮好鸡蛋。

- 全麦面包片，搭配少许打发的黄油或人造黄油和少许什锦果酱；低脂牛奶。

- 低脂牛奶冲泡的全麦麦片；前一天晚餐剩下的瘦肉（猪肉、鸡肉）；切开的橙子。

- 新鲜水果配原味酸奶。

- 用全麦面包和低脂奶酪做的烤奶酪三明治；一杯橙汁。

- 自制的早餐奶昔或香肠馅饼。

- 混合坚果；新鲜水果；一杯低脂牛奶。

斯特凡妮·沃尔什（Stephanie Walsh）博士是美国亚特兰大儿童保健中心的部门主任，下面是她给自己的孩子增加蛋白质摄入的方法。

- 把炒好的鸡蛋夹在两片迷你全麦华夫饼之间，做成一份"蛋白质三明治"。

- 用煮好的鸡蛋做鸡蛋沙拉（淋上低脂酸奶以增加蛋白质的含量），搭配全麦面包。

- 用花生酱或杏仁酱代替糖浆，在华夫饼上抹薄薄的一层即可。

- 做一个超级简单的法式冻糕作为午后零食：在杯子里放一层低脂希腊酸奶，再放一层新鲜水果，然后重复一遍。最后在表面撒一些添加了蛋白质的麦片。

- 在全麦面包上放奶酪并略微烘烤，加上火腿以增加蛋白质的含量，用花生

---

① 把熟鸡蛋切成两半；挖出蛋黄，把蛋黄放入碗内碾碎；在蛋黄内加入黄芥末、蛋黄酱、黑胡椒粉、盐等并搅拌均匀，填在蛋白中。——译者注

酱做蘸酱；搭配苹果块食用。

- 用勺子把吃剩的鸡肉或猪里脊肉舀到全谷物玉米片上，再加上一点儿奶酪和一些黑豆，把它们放进微波炉加热，最后加少许微辣的莎莎酱。

此外，还有很多高蛋白质零食可供选择。

- 一段涂抹了坚果酱并且撒了杏仁碎或葡萄干的西芹茎。

- 肉干，特别是用由牧草喂养的、没有被喂过抗生素的动物的肉做的肉干。

- 混合坚果或混合干果。

- 用一片熟肉、一片奶酪和一片番茄做成的肉卷。

- 一杯用香蕉、花生酱和低脂巧克力牛奶做成的思慕雪。

- 盐渍并蒸熟的毛豆。

- 金枪鱼和全麦饼干。

- 鹰嘴豆泥和蔬菜棒。

- 希腊酸奶和格兰诺麦片。

让孩子吃蛋白质含量高的早餐、午餐和晚餐，以及让孩子在上午、下午、晚上或睡前吃高蛋白质零食，是帮助你的孩子保持血糖稳定的最好方法。

治疗多动症的行动计划

－含糖饮料 ＋蛋白质

请按以下步骤实施本章讨论的控制多动症症状的行动。

■ **第一步：** 作为父母，不把含糖饮料（包括软饮料、果汁饮料、运动饮料、能量饮料、茶饮料和咖啡饮料）买回家，并且以身作则不喝含糖饮料。

■ **第二步：** 向孩子解释为什么含糖饮料对健康有害。在孩子要求喝含糖饮料时，只需说"不"，一直说"不"。

■ **第三步：** 在孩子三餐和零食中添加高蛋白质食物。

■ **第四步：** 不要禁止孩子吃甜食，但要限制他吃甜食的次数，只能让他偶尔吃一次。在孩子吃甜食时确保他摄入蛋白质。

第 9 章
药物的天然替代品
+神经递质前体

当你读这句话时，你的大脑就像一个繁忙的蜂巢，数百万个神经递质微粒正在像蜜蜂一样"嗡嗡嗡"地从一个神经元中移动到另一个神经元中。没有这些微小的"信使"，信息就会停留在一个神经元中，你就无法看懂这一页的内容，因为大脑不能识别这些文字，或者不能理解它们的意思。事实上，没有神经递质，你什么也做不了，无法思考，没有感觉，不能运动。

大脑中的哪些物质负责完成这些任务呢？它们如何工作？它们和多动症有什么关系？我很高兴你提出这样的问题。

神经递质是大脑中的"化学信使"，它们在微小的囊泡里，就像被包裹在气泡里的珍珠。神经递质能够穿过连接两个神经元的微小结构——突触，从而把信息传递到另一个神经元中。

在"旅行"之前，神经递质就像停泊的船一样待在神经元末端的突触前区域，这里被称作活性区。开始"旅行"后，它会穿过突触，附着在邻近的神经元的突触后受体上，然后在那里被吸收。

我刚刚用了几个比喻（蜜蜂、珍珠、船）来帮助你了解神经递质，但对神经递质最准确的描述或许是这样的：神经递质是大脑中的活跃数据。我说的"数据"指的是计算机中的数据。计算机用"0"和"1"创造了一个无限的信息世界，而神经递质更像计算机中的"位"（二进制单位）。没错，大脑中只有两类神经递质。

- 兴奋性神经递质，如具有刺激作用的多巴胺和去甲肾上腺素。

- 抑制性神经递质，如具有镇静作用的血清素和γ- 氨基丁酸。

但是，无论传递的是"兴奋"信号还是"抑制"信号，神经递质都一直在传递信号。人类的大脑中大约有 1000 亿个神经元，每个神经元与相邻神经元之间大约有 15000 个连接（即突触）——在处理多重任务时，神经元总共发生 1500 万亿次交流。

神经递质传递的信息量如银河系中的恒星一般浩瀚，一旦神经递质的水平失衡，人体就会出现大量的疾病和机能失调问题，比如多动症。

多动症患者的多巴胺水平往往过低，血清素、γ- 氨基丁酸的水平也低。这可能导致这样的结果：活跃变成多动，专注变成分心，自制变成冲动，精力充沛变成具有攻击性。

大多数治疗多动症的药物尝试通过作用于神经递质的受体来解决这些问题。具体来说，这些药物阻断了多巴胺再摄取——多巴胺被重新吸收到细胞中储存起来的过程。（与此类似，医生开得最多的一类抗抑郁药——选择性血清素再摄取抑制剂，阻断的是血清素被重新吸收的过程。）这一过程被阻断后，就有了更多的多巴胺来发出信号，孩子就有了更敏捷的思维和更专注的注意力。此外，治疗多动症的药物可能有失眠或抽搐等副作用，这通常也是多巴胺过多带来的后果。

但是，治疗多动症的药物不会影响人体内多巴胺和其他神经递质的总量。这些药物只是更多地利用了已经储存在神经元中的多巴胺，而非促进人体产生更多的多巴胺。好像没有增加神经递质数量的方法，对吗？

事实证明，有一种方法可以增加有助于缓解多动症症状的多巴胺、血清素和其他神经递质的数量。你可以自己或者与主治医师一起，通过这种方法帮助你的孩子优化其大脑中的神经递质。

这种方法就是让孩子补充神经递质前体（即有助于合成神经递质的营养素和药草提取物）。正如面粉、酵母、盐和水是做面包的原料一样，神经递质前体是合成神经递质的成分。

- 促进多巴胺合成的物质有：酪氨酸（一种氨基酸）；维生素 B_6 和叶酸。

- 促进血清素合成的物质有：色氨酸（一种氨基酸）；维生素 B_6 和叶酸。

像所有疗法一样，使用神经递质前体的时机非常重要。总的说来，你应该在孩子尝试药物疗法之前让孩子补充神经递质前体。你也要在使用药物疗法之前尝试已经了解过的许多自然疗法。事实上，在让孩子补充前体物质之前，最好让他尝试加减治疗计划提到的其他疗法，比如补充镁或锂、平衡锌和铜的水平以及消除消化道中的有害菌等，因为这些疗法都有助于平衡神经递质的水平。

但是，如果你的孩子已经 12 岁或超过 12 岁了，还没有尝试过其他疗法（或者使用这些疗法后没有取得很好的效果），并且你想让孩子在尝试药物疗法（服用能够增强多巴胺或血清素可用性的药物）之前试一试非药物疗法，那么补充前体物质可能是最佳选择。

此外，还有一点很重要：神经递质前体不能缓解所有的多动症症状。神经递质前体主要对注意力方面的症状有效，比如提高多动症儿童的注意力，提高他在计划、组织和坚持方面的能力。

在临床实践中，我经常让患儿在使用药物疗法之前补充神经递质前体，只有当神经递质前体对缓解症状没有效果时才开始让患儿服药。在这种情况下，成功的病例比失败的多。我已经用补充神经递质前体的方法帮助了上万名多动症儿童，并且取得了很好的效果。

你可能已经迫不及待地想知道如何给孩子补充神经递质前体。但是，在此之前，我想让你看一些关于这种疗法的科学依据，这样你会对已被科学家和医生证实科学有效的神经递质前体充满信心，从而放心地让孩子补充神经递质前体，或者在主治医师的指导下实施这种疗法。

科学依据：神经递质前体对治疗多动症有重要作用

关于神经递质前体的科学研究的结果主要分为两类：

1. 神经递质前体（和神经递质）的水平低是多动症儿童的常见问题之一；

2. 补充神经递质前体可以减少多动症的症状。

神经递质前体水平低，多动症症状严重。

美国俄亥俄州立大学的研究人员检测了 28 名多动症儿童和 20 名未患多动症的儿童血液中神经递质前体的水平。结果表明，多动症儿童的 3 种氨基酸水平比未患多动症的儿童的低：

- 酪氨酸（多巴胺的前体）的水平低 60%；

- 苯丙氨酸（多巴胺的前体）的水平低 27%；

- 色氨酸（血清素的前体）的水平低 44%。

不仅如此，研究人员发表在《精神病学研究》上的文章称，神经递质前体的水平越低，多动症的症状就越"突出"。例如，血液中能够合成多巴胺的酪氨酸和苯丙氨酸的水平越低，儿童就越容易冲动。

为什么多动症儿童的神经递质前体水平低呢？研究人员指出，原因可能是患儿身体"吸收"或"转运"氨基酸的过程存在"异常"。

根据我的经验，引起这种异常的因素有许多：基因突变、压力、炎症、高糖饮食（这种饮食会消耗 B 族维生素这类促进神经递质合成的物质）、低蛋白质饮食、神经毒素（如农药和铅）。

关于这项研究还有一点要说明：研究人员检测的是血液中的神经递质前体水平，而不是尿液中的神经递质前体水平。研究人员曾检测过尿液中的神经递质前体水平，发现多动症儿童和未患多动症的儿童的这一水平几乎相同。这种不准确性是我认为现在流行的尿液检测并不总能有效检测出神经递质前体水平的原因之一。

患多动症的男孩的色氨酸转运能力差。

瑞典研究人员研究了患多动症的男孩和未患多动症的男孩的色氨酸转运能力——合成血清素的氨基酸进入大脑的能力。研究结果显示，患有多动症的男孩的色氨酸转运能力"明显更低"。

色氨酸减少，攻击性增强。

德国研究人员让 20 名 9~15 岁的多动症儿童喝了一种降低体内色氨酸水平（在安全范围内）的饮料后，患儿的攻击性立即增强了。对成年多动症患者的类似研究显示，色氨酸减少会使多动症患者集中注意力的能力下降，反应时间变长。

γ- 氨基丁酸减少，冲动增多。

γ- 氨基丁酸是一种抑制性神经递质，具有镇静作用。美国约翰斯·霍普金斯大学医学院的研究人员以 13 名多动症儿童和 19 名未患多动症的儿童为研究对象，发现多动症儿童的 γ- 氨基丁酸水平比未患多动症的儿童的低 27%。研究人员发表在《普通精神病学文献》上的文章称，γ- 氨基丁酸 "在未来可能对治疗多动症有效"。（你马上就会发现，γ- 氨基丁酸现在就对多动症有效。）一项类似的研究显示，多动症儿童的 γ- 氨基丁酸水平 "明显更低"，而且他们更容易冲动。

了解以上研究结果后，你可能意识到你的孩子很可能有神经递质前体和神经递质水平低的问题。那么，让孩子补充神经递质前体会带来什么结果呢？孩子的症状可能得到改善。

神经递质前体使 65 名多动症儿童的症状 "显著改善" 或 "完全消失"。

美国迈阿密大学的研究人员和其他机构的研究人员以 85 名 4~18 岁的患有多动症的孩子为研究对象。在这些孩子中，有些从未服用过治疗多动症的药物，因为他们的父母不希望他们吃药；有些服药后要么没有效果，要么产生了他们无法承受的副作用；还有一些目前正在服药。

无论是否在服药，这些孩子在研究过程中都服用了营养补充剂，其中包含两种神经递质前体：酪氨酸（多巴胺和去甲肾上腺素前体）和色氨酸（血清素前体）。此外，这些孩子还服用了一些在合成或保护神经递质方面起重要作用的其他营养素和天然化合物，如维生素 B_6、叶酸和刺鳢豆（包含多巴胺前体的豆子）。至少可以这么说，结果是正面的。

2 个月后，在这 85 名孩子中，57 名的多动症症状 "得到了显著改善"，"多动症评分量表" 的结果显示，他们的症状平均减少了 74%。

在这 57 名孩子中，症状 "完全消失" 的有 28 名，他们没有再出现任何肉眼可见的多动症症状。

调整了那些症状没有改善的孩子的服用剂量后，有 8 名孩子的症状减轻了。

研究人员发表在《神经精神疾病与治疗》（*Neuropsychiatric Disease and Treatment*）上的文章称，神经递质前体在减少或消除多动等症状方面 "似乎优于一些治疗多动症的药物"。研究人员还指出，神经递质前体 "发挥着药物所不具备的作用"，即增加中枢神经系统中的神经递质的总量。

维生素 B$_6$ 是大脑所必需的物质。

以色列格哈精神卫生中心的研究人员对多动症和维生素 B$_6$（可促进多巴胺合成）开展了几项研究。

在一项小型研究中，对那些服用药物后没有反应的多动症儿童，研究人员让他们每天服用维生素 B$_6$，根据体重确定服用的剂量，每千克体重对应 15~30 mg 维生素 B$_6$。研究结果显示，在控制多动症症状方面，维生素 B$_6$ 与利他林一样有效。

在另一项研究中，研究人员让 36 名患有多动症的成年人服用美他多辛（维生素 B$_6$ 的一种衍生药物）或安慰剂，服用美他多辛的人的"连续注意和选择性注意显著增强了"。在一项类似的研究中，服用该药物后，成年人的注意力不集中等症状减少了 40%。

另一组研究人员发表在《医学假说》（*Medical Hypotheses*）上的文章称，维生素 B$_6$ 对神经递质的合成和大脑的健康至关重要，因此多动症可以被认为是由"先天性维生素 B$_6$ 代谢紊乱"引起的"吡哆醇依赖状态"（吡哆醇是维生素 B$_6$ 的一种含醇形式）。

肉碱：另一种有效的前体。

肉碱在人体内由酪氨酸和蛋氨酸合成，能够促进 DHA（一种必需脂肪酸）的产生。肉碱可能还有助于调节多巴胺，从而减轻多动症。

在一项对模拟青少年多动症患者行为的大鼠的研究中，结果显示肉碱有助于减轻冲动，平衡神经递质的水平。

而在一项对 63 名 6~13 岁患有多动症和脆性 X 综合征（一种使人出现认知障碍，甚至使人智力发育迟缓的遗传疾病）的男孩开展的研究中，服用肉碱一年后，这些男孩的注意力和行为得到了改善。在另一项研究中，26 名患有多动症的 6~13 岁男孩服用肉碱 2 个月后，他们的注意力变得集中了，并且他们的攻击行为减少了。在第三项研究中，服用了肉碱的孩子注意力不集中的情况减少了，其攻击行为和犯罪行为也减少了。

以上的研究结果足以证明神经递质前体对治疗多动症有重要作用。现在是时候了解如何使用前体来帮助你的孩子了。

维生素 D：血清素的必需品

人们都知道维生素 D 是有助于强健骨骼的"阳光维生素"，但很少有人（无论是未成年人还是成年人）知道维生素 D 在人体中还发挥着许多其他作用。事实上，维生素 D 受体存在于人体内各组织细胞中，这意味着每个细胞都需要维生素 D 才能最大限度地发挥作用和保持人体健康。

维生素 D 有助于强健心脏、提高免疫力、调节血糖、促进肌肉发育。

维生素 D 还是一种有助于合成血清素的物质。血清素是对儿童健康有重要影响的物质。它有助于增强执行功能，使儿童有能力把事情做好；有助于平复情绪、减少冲动，使儿童选择长远的益处而非短暂的满足；有助于提升人际交往能力，使儿童即使在失望或沮丧时也能与他人正常交往；有助于增强感觉门控功能，使儿童的大脑过滤掉无关的感觉输入并对当下的任务保持专注。

此外，维生素 D 还会影响多巴胺和去甲肾上腺素（调节注意力的神经递质）的水平。

这些都是好消息。但坏消息是，很少有人获得足够的维生素 D。70%的美国人（包括未成年人和成年人）体内的维生素 D 不足。大约有 50%的人严重缺乏维生素 D。多动症儿童也不例外。

一项研究表明，多动症儿童的维生素 D 水平比未患多动症的儿童的低 33%；在另一项研究中，该数值为 41%。换句话说，患儿的维生素 D 水平很低。关于维生素 D 缺乏的问题，最重要但很少有医生知道的一点是：如果多动症儿童缺乏维生素 D，那么只有解决这个问题才能减轻症状。把体内的维生素 D 水平提高到健康水平，对缓解多动症症状很有用。

血液中维生素 D 的水平低于 20 μg/L 代表缺乏维生素 D。在我刚才引用的研究案例中，患儿的维生素 D 平均水平分别为 19.1 μg/L 和 20.9 μg/L1，即患儿分别处于缺乏和临界缺乏维生素 D 的状态。

鉴于以上有关维生素 D 的事实，我强烈建议你带孩子去检测他血液中维生素 D 的水平。如果检测结果表明你的孩子的维生素 D 水平等于或低于 20 μg/L，就让他每天补充维生素 D₃（这是代谢率最高的天然维生素 D）。我建议让孩子每天补充 5000IU，为期 60 天，目标是使维生素 D 水平达到真正健康的水平——40~50 μg/L。补充 60 天后重新检测孩子的维生素 D 水平，如果没有达到健康水平，就继续每天补充 5000IU，并在 60 天后重新检测。重复这个过程，直到你孩子的维生素 D 水平达到 40~50 μg/L。然后把孩子每天补充的剂量改为 2000IU——使维生素 D 处于正常水平的维持剂量。

如何补充神经递质前体？

研究表明，通过服用补充剂的方式调节每天的血清素水平不太容易实现。例如，选择性血清素再摄取抑制剂能使人体更有效地利用血清素，但无法通过增加人体内的血清素而改善多动症的症状。多巴胺则不同，如果补充合适的前体及其他物质，提高多巴胺的水平就很容易。可补充的物质包括以下几种。

- L- 酪氨酸。L- 酪氨酸是合成多巴胺所需的氨基酸之一。

- 叶酸。叶酸是一种 B 族维生素，能促进酪氨酸转化为多巴胺。然而，许多多动症儿童存在一种基因突变，这种突变使人体无法把多数补充剂中的合成叶酸代谢为活性叶酸，从而阻碍酪氨酸转化为多巴胺。一种有效的补充剂是美达福林（Metafolin），它的成分为 L-5- 甲基四氢叶酸。与合成叶酸不同，L-5- 甲基四氢叶酸是能被人体直接使用的叶酸。

- 维生素 B₆。磷酸吡多醛是最能有效促进酪氨酸转化为多巴胺的维生素 B₆ 的活性形式。

- L- 多巴。L- 多巴主要来自刺毛黧豆（也被称为天鹅绒豆），这种植物主要生长在印度和中国。

- 锌。锌有助于使多巴胺储存在神经元之间的突触间隙里，从而使多巴胺更便于被人体利用。换句话说，锌是一种天然的多巴胺再摄取抑制剂。

- 红景天。红景天是一种有助于多巴胺更快穿过突触的药草。

- 绿茶提取物。绿茶提取物对多巴胺有保护作用。

上面提到了多种物质，现在你可能在想，我不会让我的孩子服用这么多种补充剂。放松点儿，你不必这么做。我已经研制出一种包含以上所有物质的补充剂——倍宜的产品"多巴加"（DopaPlus）。

多巴加的配方是我 20 多年来用前体物质治疗儿童多动症的经验的结晶。在这个过程中，我逐渐了解对患者来说哪种前体物质是有效的，哪种是不起作用的。单独使用酪氨酸对增加多巴胺来说不起作用，有效的方法是同时使用能合成多巴胺的氨基酸和能保护多巴胺并增强其在大脑中的作用的辅助因子。多巴加就是同时含有前体物质和辅助因子的补充剂。

虽然多巴加是安全的补充剂，但是也要逐渐地增大服用剂量，从而使孩子的大脑逐渐适应新增的神经递质。此外，多巴加发挥作用需要 2~4 周，所以不会有立竿见影的效果。

从每日服用 2 次，每次服用 1 粒多巴加开始，在早餐和晚餐前 15~30 分钟内空腹服用。（空腹服用多巴加可以促进人体对它的吸收。）

2 周后，改为每日 2 次，每次 2 粒。

4 周后，如果症状没有改善，就增大到每日 2 次，每次 3 粒。多数患儿在每天吃 4~6 粒多巴加时表现得最好。

如果多巴加有效，你就会看到孩子的注意力提高了——他更关注细节，因粗心而犯的错误减少了，丢三落四和健忘的情况也减少了。孩子坚持完成某项任务（做家务、做作业、玩游戏）的能力增强了。

就像我说的，多巴加对人来说是非常安全的。但是，有时它也有副作用。偶尔有患儿因体内多巴胺过剩（而非缺乏）而出现多动、愤怒和攻击性等症状。对这些患儿来说，服用多巴加反而可能使他们更暴躁。如果你的孩子在服用多巴加后变得更暴躁了，那就让他停止服用这种补充剂，因为这种补充剂不适合他。

提高兴奋性神经递质多巴胺的水平是提高许多多动症儿童的注意力和坚持完成某项任务的能力的关键。而提高抑制性神经递质血清素和 γ- 氨基丁酸的水平是减轻多动和冲动的关键。

γ- 氨基丁酸给患儿带来更平静的夜晚

正如前文所述，研究表明，许多多动症儿童的 γ- 氨基丁酸水平低。γ- 氨基丁酸是一种抑制性神经递质。γ- 氨基丁酸不同于其他神经递质的地方是，你的孩子无须服用其前体来增加 γ- 氨基丁酸，直接服用 γ- 氨基丁酸补充剂即可。

γ- 氨基丁酸最适合晚上多动或焦虑的患儿服用，能使这些患儿在睡前平静下来。倍宜的产品"纯 20"（Pure 20）是柑橘味的 γ- 氨基丁酸喷雾剂。此外，"纯 20"还含有香蜂花（一种有镇静作用的药草）提取物和 L- 茶氨酸（一种有镇静作用的氨基酸）。在我的临床经验中，一些患儿服用"纯 20"后获得了良好的效果。如果你的孩子有上述迹象，就试着让孩子在睡前 2~3 小时使用一剂喷雾。如果让孩子服用胶囊形式的 γ- 氨基丁酸补充剂，就选择每粒剂量为 100 mg 的产品（有几个品牌有这种剂量的产品），让孩子晚上服用。

服用 γ- 氨基丁酸补充剂后，孩子偶尔会产生"相反"的反应——变得更活跃和更焦虑，这种情况并不危险。γ- 氨基丁酸补充剂不会伤害孩子，但是，如果 2~3 天后 γ- 氨基丁酸补充剂没有使孩子镇静下来，就让孩子停止服用这种补充剂。

色氨酸提高患儿的睡眠质量

色氨酸是血清素（具有镇静作用）的前体之一。如果你的孩子有入睡障碍，就让他服用含有色氨酸的补充剂，这是帮助孩子入睡和提高孩子睡眠质量的好方法。我建议患儿每次服用 500 mg 色氨酸补充剂，在睡前 30 分钟服用。此外，请选择含有 L- 色氨酸和少量维生素 B_6 的产品，因为维生素 B_6 有助于身体代谢色氨酸。

如果一周后色氨酸补充剂没有效果，就让孩子尝试另一种助眠剂——5- 羟色氨酸，它是色氨酸变成血清素过程中的中间产物。我建议患儿每次服用 50 mg，在睡前 30 分钟服用。

如果色氨酸有助于患儿在睡前放松，那么它能在一天中的任何时候都发挥作用吗？正如我前面说过的，显然不能。研究表明，补充血清素前体（或服用增加突触间隙中血清素浓度的选择性血清素再摄取抑制剂）并不能减轻多动症症状。

维生素 B$_6$，在患儿需要时多给一些。

多年前，我接诊了一名多动症儿童，在她服用我开的补充剂时，她的父母搞错了剂量，让她吃了 400 mg 的大剂量维生素 B$_6$。后来，她的父母激动地告诉我，女儿的症状在这次失误之后消失了。我对这个令人奇怪的结果感到高兴，但也很担心患儿。诚然，维生素 B$_6$ 是大脑所必需的物质，有助于促进多巴胺、去甲肾上腺素、血清素和 γ- 氨基丁酸的合成，但是，在服用大剂量（200 mg 及以上）的情况下，维生素 B$_6$ 会损坏中枢神经系统，导致感觉神经病，使腿和手臂出现疼痛和麻木的感觉，甚至严重到使人跛行。不用说，我立即让患儿减小服用的剂量。令我惊讶的是，她的症状又出现了，而把服用剂量调回 400 mg 后，她的症状再次消失了。这是怎么回事？

我发现这个孩子患有吡咯异常（pyroluria），这是一种处理血红蛋白（红细胞中携带氧的蛋白质）方面的遗传缺陷。患者会产生过多的隐吡咯；隐吡咯是一种化合物，与维生素 B$_6$ 和锌结合后会导致人体缺乏这两种营养素。这种缺乏继而会导致人体缺乏神经递质，使人出现无法处理压力、严重焦虑、频繁和突然地愤怒、情绪波动、短时记忆力差、阅读障碍、抑郁等问题。（是不是听起来像多动症的症状？）其他症状包括频繁感染、肥胖、晨起恶心、对光和声音敏感以及影响褪黑素的合成等。

如果这些症状听起来与你孩子的症状相符，就请主治医师给孩子预约尿液检测来检测其隐吡咯水平。如果检测结果显示你的孩子患吡咯异常，请与主治医师谈谈通过营养疗法——让患儿服用大剂量的维生素 B$_6$（每日服用 200 mg 磷酸吡多醛）和锌（每日服用 25~100 mg 苦味酸锌）来解决这一问题。

MTHFR 检测，一种有用的基因检测

亚甲基四氢叶酸还原酶（以下简称 "MTHFR"）是一种将叶酸转化为 L-5- 甲基四氢叶酸（能被人体直接使用的叶酸形式）的酶。MTHFR 检测的目的是寻找减缓或阻止叶酸转化为 L-5- 甲基四氢叶酸的基因突变。这种突变会减缓或阻止多巴胺和血清素的产生，并可能引发行为方面的多动症症状以及抑郁等情绪问题。参考MTHFR 检测的结果，你和孩子的主治医师能够更好地平衡孩子的神经递质。

我会为每一名多动症儿童安排这项检测，如果检测结果呈阳性，那么患儿每天至少需要服用 3 mg 叶酸。为了治疗有效，患儿需要服用正确形式（能被大脑利用）的叶酸，如 L-5- 甲基四氢叶酸（这也是多巴加所含的叶酸），因为大多数补充剂中的合成叶酸实际上会阻止 L-5- 甲基四氢叶酸进入大脑。我想再次提醒你，与主治医师讨论一下 MTHFR 检测是否适合你的孩子。

高蛋白质低糖饮食，有助于神经递质水平保持正常的最佳饮食

低蛋白质饮食无法为你的孩子提供身体需要的神经递质前体，高蛋白质饮食（每餐含高蛋白质食物，零食也选择蛋白质含量高的食物）是一种更好的选择。

富含精制碳水化合物（如糖、汽水和面粉）的饮食不仅不能为身体提供任何维生素，而且会消耗体内的 B 族维生素，而 B 族维生素（如维生素 B_6 和叶酸）对维持神经递质的正常水平至关重要。

此外，高糖饮食会引发炎症，这是神经递质水平低的原因之一。

换句话说，第 8 章推荐的高蛋白质低糖饮食是有助于神经递质保持正常水平的最佳饮食。

治疗多动症的行动计划

+神经递质前体

请按以下步骤实施本章讨论的控制多动症症状的行动。

第一步：仅允许 12 岁及以上的孩子补充神经递质前体，且主要让患注意缺陷型多动症的孩子补充。

第二步：让孩子服用多巴加——我研制的能发挥最大效能的独特的前体补充剂。前 2 周每日服用 2 粒，后 2 周每日服用 4 粒。如果孩子的注意力和坚持完成某项任务的能力没有得到提高，就让他把剂量增大到每日 6 粒。

第三步：如果孩子在服用多巴加后变得更活跃了，就让他停止服用这种补充剂，因为他体内的多巴胺可能过多。可以带他去检测体内的铜 / 锌比值以及 HPHPA 水平，这是检测多巴胺过多的两种常见的检查。

第四步：检测孩子是否缺乏维生素 D。如果孩子的维生素 D 水平低于 20 μg/L，就让他每天补充 5000IU 维生素 D，持续 2 个月。然后再让孩子做一次检测，如果维生素 D 水平仍然很低，就继续补充 5000IU 维生素 D；如果维生素 D 水平稳定在 40~50 μg/L，就改为每天补充 2000IU 维生素 D 并坚持下去。

第五步：如果孩子在晚上多动，那么你可以考虑让孩子在睡前 2~3 小时服用 γ- 氨基丁酸，可使用那种特别方便的 γ- 氨基丁酸喷雾剂。

第六步：对入睡困难的孩子，可以让他服用 L- 色氨酸，在睡前 30 分钟服用 500 mg。如果服用一周后无效，就让孩子尝试在睡前 30 分钟服用 50 mg 的 5- 羟色氨酸。

■ **第七步**：想一想孩子是否有吡咯异常的症状，如果孩子有相关症状，就请主治医师给孩子安排尿液检测。如果检测结果呈阳性，就询问主治医师孩子需要补充多少维生素 B_6 和锌。

■ **第八步**：考虑让孩子做 MTHFR 检测。如果检测结果显示存在基因突变，就让孩子补充 L-5- 甲基四氢叶酸，它是一种具有生物活性的 B 族维生素。

■ **第九步**：鼓励孩子吃蛋白质（血清素前体）含量高且糖和其他精制碳水化合物含量低的食物。

第 10 章

有益的生活方式：
深度睡眠和定期锻炼

－睡眠问题和疾病　＋定期锻炼

良好的睡眠和健康就像夜晚和白天，二者相辅相成，缺一不可。糟糕的是，很多人都弄丢了进入睡眠之乡的"护照"。有 4500 万美国人符合失眠的官方定义：每月至少出现 3 次难以入睡、难以维持睡眠或醒得太早的情况，并且这种情况持续 1 个月以上。此外还有 6000 万人出现上述的情况，只是频率较低。

还有数百万人有睡眠障碍，如睡眠呼吸暂停（睡眠期间呼吸中断）、不安腿综合征（躺下睡觉时双下肢有阵发性的极度不适感，并且这种不适感在活动后才能暂时得到缓解的一种综合征）。

科学研究认为失眠和睡眠障碍会引发一系列健康问题，包括焦虑、心理倦怠、慢性疼痛、抑郁、糖尿病、纤维肌痛、胃灼热、心脏病、高血压、记忆力减退、更年期问题和超重。

此外，还有一个健康问题可以被添加到由失眠和睡眠障碍引发的健康问题列表中，那就是多动症。

注意力不足，还是睡眠不足？

多动症不仅是一种注意缺陷障碍，还是一种由营养缺乏引起的障碍。多动症儿童体内的镁、锌、ω-3 脂肪酸和其他营养素的水平往往低，从而引起或加重了多动症的症状。

此外，就像多动症儿童的父母所知道的那样，多动症还是一种睡眠缺陷障碍。

根据《睡眠医学》（Sleep Medicine）上发表的一篇研究报告，大约 55% 的多动症儿童有睡眠问题（sleep problem），比如睡眠不足、夜间反复醒来以及睡眠质量不好。根据我的经验，多动症儿童有睡眠方面的问题的概率接近 100%，因为我在治疗儿童多动症的这 30 年里，几乎没有见过不存在睡眠问题的患儿。其他几十项关于多动症和睡眠的关系的科学研究把更多表现纳入了睡眠问题，这些表现包括：拒绝去睡觉、对睡觉这件事感到焦虑、入睡困难（多动症儿童中最常见的睡眠问题）以及早上不容易醒来。

另外一些研究表明，许多多动症儿童有睡眠障碍（sleep disorder）。最常见的睡眠障碍是睡眠呼吸障碍，包括长期用嘴呼吸、打鼾或睡眠中出现呼吸暂停。除了这些睡眠呼吸障碍外，一些患儿还有睡眠运动障碍，比如前面提到的不安腿综合征。此外，还有一些患儿患有异态睡眠——梦游症、频繁梦魇（做能把孩子惊醒的梦）或者睡惊症（孩子会哭着或尖叫着醒来）。

一项关于睡眠呼吸障碍的研究引人注目，它证明了睡眠障碍与多动症有关联。研究人员以 9000 多名儿童为研究对象，在他们 6 个月大时到 7 岁这个时间段对他们进行了评估。到 7 岁时，有睡眠呼吸障碍的儿童在童年早期的一段时间里：

- 出现多动症状的概率为 85%；

- 出现行为问题的概率为 60%；

- 与同龄人交往困难的概率为 37%；

- 有情绪问题的概率为 65%。

这项研究的负责人卡伦·博努克（Karen Bounck）博士在《纽约时报》上发表文章称："睡眠不足会对儿童的身心发育造成巨大的损害。"

其他研究结果表明，在患有睡眠呼吸障碍的儿童中，做手术切除腺样体和扁桃体来解决这个问题的儿童比没有做手术的儿童患多动症的概率小得多。而已经患上多动症的儿童在做了切除手术后，其多动、注意力不集中和冲动的症状有时会得到明显改善，甚至减少到不再符合多动症的诊断标准。

发表在《注意障碍杂志》上的一项研究报告用一组惊人的统计数据总结了睡眠方面的问题和多动症的关系。与未患多动症的儿童相比，多动症儿童：

- 拒绝睡觉的概率大 41%；

- 对睡觉感到焦虑的概率大 49%；

- 入睡困难的概率大 36%；

- 夜间醒来的概率大 36%；

- 睡眠时间短的概率大 57%；

- 白天打瞌睡的概率大 88%；

- 有睡眠呼吸障碍的概率大 89%。

但是，最令人不安的情况是：对儿童多动症，医生很少评估和解决睡眠问题这个常见而复杂的致病因素。事实上，医学领域对这个问题的认识似乎正朝着相反的方向发展。

在 1980 年的 DSM（见第 4 页）中，"注意障碍"（英语中简称"ADD"，是多动症的旧称）的诊断标准包括"睡觉期间过度移动"这样的症状，但在 1987 年的 DSM 中，多动症的诊断标准没有提及睡眠方面的症状。30 年后的今天，在多动症的诊断标准中，睡眠方面的症状仍未被提及。

在我看来，对多动症儿童及其父母来说，这种情况十分不利。因为正如我刚才所说的，在我的临床经验中，几乎每名多动症儿童都有一种或多种睡眠方面的问题，并且解决这些问题可以奇迹般地减少多动症症状。

幸运的是，加减治疗计划已经关注到了睡眠方面的问题。接下来我们会提供一些能有效减少患儿睡眠方面的问题的建议。

解决睡眠方面的问题

有一点非常重要，我想在此强调一下——影响多动症儿童的睡眠方面的问题有两类。这一点之所以重要，是因为解决这两类问题的方法不同。

1. 睡眠问题，如难以入睡。

2. 睡眠障碍，如打鼾、不安腿综合征和频繁梦魇。

由于睡眠问题更为常见，因此让我们从解决睡眠问题的方法开始讲起。

解决多动症儿童的睡眠问题

我想告诉你的第一件事是，孩子的睡眠时间不应该是你唯一需要关注的，因为与未患多动症的同龄人相比，很多多动症儿童似乎在睡得少一点儿时反而表现更好。那么，少多少比较好呢？

对大多数患儿来说，当他们的睡眠时间比美国睡眠医学学会推荐的睡眠时间（得到了美国儿科学会的认可）少 1 小时左右时，他们的表现更好。美国睡眠医学学会推荐的睡眠时间具体如下。

- 3~5 岁：10~13 小时。

- 6~12 岁：9~12 小时。

- 12 岁以上：8~10 小时。

相比睡眠时间，你更应该关心的是孩子的睡眠质量。请你思考一下这些问题。

- 你的孩子拒绝去睡觉吗？

- 你的孩子会担心睡不着吗？

- 你的孩子很难入睡吗？（答案几乎是肯定的。）

- 你的孩子经常晚上醒来一次或多次吗？

- 你的孩子早上不愿意醒来吗？

- 你的孩子白天会感到疲惫吗？也许在上课时他就趴在桌子上睡着了？

如果任何一个问题的答案为"是"，那么帮助你的孩子解决睡眠问题就应该提上日程。有两种方法可以解决这类问题：让孩子补充辅助夜间睡眠的营养素（如镁）；帮助孩子保持睡眠专家提出的睡眠卫生，即有助于入睡的行为和习惯。

解决睡眠问题永远不会过早。如果不解决，看似很小的一个睡眠问题多年后可能会发展成慢性失眠，使你的孩子每晚只能睡 5~6 小时。在睡眠时间这么少的情况下，没有一个孩子会感觉好或在各方面表现好。

幸运的是，解决睡眠问题的方法十分简单。第一种方法你已经在本书的第一章中看到过——让孩子补充矿物质镁。在本章的后面你会看到第二种方法，也就是帮助孩子养成良好的睡眠卫生习惯，这对提高孩子的夜间睡眠质量来说尤为重要。在我接下来介绍的助眠营养素中，没有一种营养素可以代替良好的睡眠卫生习惯。

镁：治疗多动症的神奇矿物质

镁有助于放松身体和平静心灵，对多动症儿童来说，镁是最好的助眠剂或最好的助眠剂之一。

研究显示，镁缺乏困扰着 90% 的多动症儿童。事实上，根据我的临床经验，镁缺乏往往是睡眠问题出现的原因，并且，这些问题通常在患儿补充镁 1~2 个月（细胞中镁的水平上升到正常水平所需的时间）后消失。

我建议患儿每天补充 400 mg 柠檬酸镁粉剂，早餐时服用 200 mg，夜晚睡前 30 分钟服用 200 mg。这是我在临床实践中让患儿服用的剂量，你可以放心地让你的孩子按这个剂量服用。

我推荐自然活力的产品"自然平静剂"。这种镁补充剂有不同的口味，你可以根据孩子的喜好选择。该补充剂中的镁为易于人体吸收的水溶性镁。因为这种补充剂的形式是粉剂，所以它可以被水及其他液体溶解。这种粉剂每 2 茶匙提供 325~350 mg 镁，便于你调整剂量。我建议分别在早餐和夜晚睡前 30 分钟服用。我使用的剂量与美国国立卫生研究院发布的"膳食营养素推荐供给量"所推荐的每日补充镁的剂量相同。

- 1~3 岁：80 mg。

- 4~8 岁：130 mg。

- 9~13 岁：240 mg。

- 14~18 岁：410 mg（男性），360 mg（女性）。

- 19~30 岁：400 mg（男性），310 mg（女性）。

- 31 岁及以上：420 mg（男性），320 mg（女性）。

一个月后，如果孩子的睡眠问题没有得到明显改善，则让孩子继续保持早餐时服用的剂量，并把夜晚睡前服用的剂量翻倍。

或者你可以让孩子按之前的剂量服用，但在夜晚睡前 30 分钟让孩子额外服用 120 mg 甘氨酸镁，这也有助于解决睡眠问题。

如果这样补充镁一个月后，孩子的睡眠问题仍然没有得到解决，那么是时候让孩子多服用一种助眠剂了，这种助眠剂就是大脑中的松果体产生的激素——褪黑素。

褪黑素：为孩子设定深度睡眠的"生物钟"

白天清醒，晚上睡觉，这是再自然不过的事情。但是事实上，太阳和月亮在我们体内有一个名为"褪黑素"的助手。褪黑素有助于大脑"生物钟"的形成，使我们在黑暗的夜晚昏昏欲睡，在明亮的白天思维敏捷。

在正常的昼夜周期中，大脑在晚上 9 点左右开始产生褪黑素，并使其保持着高水平，直到第二天上午 9 点左右。我建议睡前 30 分钟左右给你的孩子补充 1~3 mg 褪黑素。（不过，不要停止补充镁。）

发表在《美国医学会杂志·儿科学》（*JAMA Pediatrics*）上的一篇研究报告表明，睡前服用 3 mg 褪黑素的有睡眠问题的儿童和青少年，比服用安慰剂的儿童和青少年平均早入睡 21 分钟。

如果服用褪黑素 2 周后，孩子的睡眠问题没有得到改善，就让孩子停止服用褪黑素，继续补充镁，并且服用另一种助眠剂——色氨酸。

色氨酸：提高血清素水平的氨基酸

正如你在关于神经递质前体的章节中所了解到的，色氨酸这种氨基酸有助于人体合成血清素（让人平静下来的神经递质）。作为一种有多种用途的氨基酸，色氨酸还有助于人体产生褪黑素。

我建议让孩子在睡前 30 分钟补充 500 mg 色氨酸。

茶氨酸和甘氨酸：另外两种提高睡眠质量的氨基酸

如果孩子的睡眠问题在接下来的 2 周内没有得到解决，也就是说，在服用镁、褪黑素和色氨酸后孩子仍然有睡眠方面的问题，那么是时候让孩子换一种治疗方案了，这种方案就是补充 L- 茶氨酸（存在于绿茶中）和甘氨酸（存在于高蛋白质食物，如红肉和鸡肉中）。

在一项关于 L- 茶氨酸的研究中，98 名 8~12 岁的患多动症的男孩被分为两组：一组每天服用 L- 茶氨酸，另一组服用安慰剂。6 周后，服用 L- 茶氨酸的男孩在夜间醒来的次数减少了，安静睡着的时间延长了，早上醒来感觉更清醒，白天困倦的情况减少了。患不安腿综合征的男孩也感到症状明显得到了缓解。

研究人员推测，L- 茶氨酸补充剂或许可以调节血清素和 γ- 氨基丁酸（两种有镇静作用的神经递质）的水平以及促使大脑产生使人放松的 α 波。

我建议让孩子在睡前 30 分钟补充 100~200 mg 的 L- 茶氨酸。

研究表明，与 L- 茶氨酸一样，甘氨酸有助于人们更快地入睡、睡得更深更长，还有助于减轻白天的疲劳感，使人们在白天注意力更集中。根据日本研究人员的说法，甘氨酸可能是通过使人体保持较低的核心温度来发挥作用的，较低的核心体温是拥有良好睡眠的必要条件。

我建议让孩子在睡前 30 分钟补充 1~3 g 甘氨酸。

什么时候使用药物治疗？

根据我的临床经验，只补充镁通常就有效果。如果没有效果，就加上褪黑素和 L- 色氨酸。如果补充这 3 种物质后还没有效果，那就改为补充 L- 茶氨酸和甘氨酸。这能解决大部分孩子的睡眠问题。

但是，当一名有严重睡眠问题并且疲劳、喜怒无常、有攻击性、注意力不集中、冲动的孩子迫切需要帮助时，我可能一开始就让他服用镁和一种有助于睡眠的处方药。

对儿童和青少年来说，最安全、最可靠的药是可乐定（clonidine），这是一种现在很少被使用的治疗高血压的药，美国食品药品监督管理局批准可乐定可用于治疗多动症。每片可乐定的剂量为 0.1 mg，我建议的剂量是 1/4 片或 1/2 片。（成年人治疗高血压时的剂量为 0.2~0.6 mg。）

我通常从让患儿服用可乐定和镁开始，需要时再让患儿按照上述步骤服用补充剂。几个月后，当患儿的睡眠问题彻底消失时，就让他继续补充镁并停止服用可乐定。

你可以与主治医师谈一谈你的孩子是否需要服用可乐定的问题，但要先使用自然疗法，特别是补充镁。

睡眠卫生：规律的就寝时间带来规律的睡眠

白天和夜晚的交替是一种规律的模式，睡眠应该自然地遵循这种模式。这意味着，帮助你的孩子改善睡眠的最好方法之一是帮他形成一种有规律的、与白天和夜晚的交替相符的睡眠-觉醒模式。

睡眠领域的专家称这些有规律的模式为"睡眠卫生"。就像保持口腔卫生有助于预防和控制口腔问题（如蛀牙）一样，保持睡眠卫生有助于预防和控制睡眠问题（如入睡困难）。事实上，研究表明，保持睡眠卫生几乎可以解决所有儿童的失眠问题。

例如，在一项研究中研究人员对比了保持睡眠卫生的多动症儿童与没有保持睡眠卫生的多动症儿童，发现睡眠卫生良好的患儿的睡眠问题更少，睡眠时间更长。此外，这些患儿的多动症症状得到了更明显的改善，包括表现更好、注意力更集中、执行日常任务的能力更强、记忆力更好，甚至上学迟到的概率更小！

下面是保持睡眠卫生的方法。

一、制订规律的作息时间表。

对多动症儿童来说，最重要的睡眠卫生是在大多数情况下按时睡觉，按时起床。我的意思不是让孩子像士兵一样严格地按作息时间表执行，而是让你思考并制订适合你和孩子的作息时间表，并且不要轻易改变它，尤其不要使睡觉和起床的时间比时间表规定的时间晚 60~90 分钟。这种规律地睡觉和起床的模式有助于孩子形成睡眠-觉醒节律，从而使孩子更容易入睡，在夜晚一直保持睡眠状态，醒来后精神焕发。

二、设计连贯且令人愉快的睡前"程序"。

睡前 30 分钟的定时放松活动有助于孩子入睡。睡前"程序"可以包括：用温水洗澡、读一两个故事、拉窗帘、关灯、关门。

三、把卧室布置成一间"有助于睡眠"的房间。

最有助于睡眠的是安静、黑暗且温度适宜的房间。

四、离开卧室前检查卧室里的电子产品。

使用电子产品的时间和准备睡觉的时间不要重合。睡前 1~2 小时内关闭电视机或电子游戏机。在孩子准备睡觉时不要让孩子使用手机、电脑或其他电子产品。

五、教给孩子一个或多个放松技巧。

例如使人非常放松的深呼吸技巧：让孩子用鼻子吸气，持续从 1 数到 4 的时间，然后暂停 2~3 秒，再用鼻子呼气，也持续从 1 数到 4 的时间。可以让孩子一上床就做几次深呼吸。

或者教他逐渐放松的技巧：逐步收紧然后放松身体的肌肉群，每一部分持续几秒钟。典型的顺序是：脚、小腿、大腿、手、手臂、腹部、胸部、肩膀和脸。

如果孩子焦虑，就让孩子在睡前写日记——让他把担心的所有事情都告诉日记，然后忘记它们，睡个好觉。

六、避免孩子在下午和晚上摄入咖啡因。

如果喝了可乐、能量饮料和其他含咖啡因的饮料，特别是在睡前 6 小时或更短的时间内喝了这些，孩子就会兴奋，从而更难入睡。

要点。

通常情况下，睡眠问题可以通过"天然助眠剂"（如镁和睡眠卫生）解决。（在情况严重的情况下，可以使用处方药。）但是，睡眠障碍几乎总是需要通过医疗手段来治疗。

从打鼾到梦游：治疗睡眠障碍这种"病"

睡眠方面的问题是引发多动症症状的重要因素，所以发现并治疗多动症儿童可能存在的任何睡眠障碍至关重要。

以下几种现象（有些明显，有些不明显）在提醒你，你的孩子可能有睡眠障碍。

- 睡觉时用嘴呼吸。

- 睡觉时呼哧呼哧地、粗重地呼吸，听起来像在与空气做斗争。

- 打鼾。

- 呼吸暂停（吸气和呼气暂停几秒钟）。

- 躺下睡觉时迫切地想移动腿，移动后这种冲动会得到缓解。

- 腿上有痒的感觉。

- 梦游。

- 经常做噩梦或从睡眠状态中惊醒。

还有几种现象可能在提示你，你的孩子有睡眠呼吸障碍，这些现象包括：醒来后感觉昏昏欲睡或疲倦、长期早晨头痛、清晨口渴、早上口和喉咙干。睡眠呼吸障碍也常见于符合下列情况的儿童，包括有慢性鼻窦问题、有呼吸道过敏问题、哮喘，或者有睡眠呼吸暂停家族史的儿童。

如果你的孩子存在以上任何一种情况或病史，那么是时候和他的主治医师谈一谈了。主治医师可能建议你去向睡眠专家咨询，专家很可能给你的孩子安排一次睡眠研究（多导睡眠图）。

睡眠研究通常从晚饭后开始，到第二天早上 7 点结束。在这段时间里，你的孩子在医院睡眠实验室的卧室里度过，并且医生会安排你也睡在这间卧室里陪伴你的孩子。

晚上，卧室里的传感器会监测孩子的睡眠情况，记录他的呼吸模式、氧含量、眼球运动、腿部运动、脑电波和睡眠阶段的相关信息。（尽管身上有传感器，但大多数孩子仍然睡得很好。）

研究结束后，专家会与你一起回顾睡眠研究的结果，必要时会讨论治疗方案。治疗方案可能包括以下的内容。

- 减轻体重，因为超重往往是睡眠呼吸障碍出现的原因。

- 夜间佩戴口腔保护器，以免出现睡眠呼吸障碍。

- 用呼吸机进行持续气道正压通气，这是一种在睡觉期间使用的有助于预防呼吸暂停的方法。

- 手术切除干扰呼吸的肥大腺样体和扁桃体。一项研究表明，4/5 的儿童的睡眠呼吸暂停可以通过手术治愈。

- 补充铁以治疗不安腿综合征。有效剂量为每天每千克体重 1~2 mg，目标是将铁蛋白的水平提高到 50 μg/L 以上。同时让患儿服用 100 mg 有助于身体吸收铁元素的维生素 C。

有效治疗睡眠障碍有可能缓解甚至完全消除多动症的症状。

是治疗多动症的药物使你的孩子保持清醒吗？

治疗多动症的中枢兴奋药可能使多动症儿童过度兴奋，从而使患儿一直保持清醒。这种副作用很可能发生在服用长效中枢兴奋药的多动症儿童身上。你如果怀疑孩子的失眠是中枢兴奋药引起的，那么可以与他的主治医师讨论一下以下策略。

观察一段时间。

中枢兴奋药引起的失眠可能在服药 1~2 周后自动消失。

改变剂量或服药时间。

减小服用的剂量，或者不在晚上服药。

换药。

有时一种中枢兴奋药会引起睡眠问题，但另一种不会。短效中枢兴奋药有这种副作用的可能性较小。

使用非兴奋性的治疗多动症的药物。考虑服用替尼克斯（Tenex）或可乐定这类不太可能引起睡眠问题的药物。

"运动是治疗多动症的良药"

"运动是治疗多动症的良药"是《大西洋月刊》（*The Atlantic*）网络版上一篇令大多数医生吃惊的文章的标题，这篇文章报道了美国伊利诺伊大学研究人员的研究成果。研究人员发现，有规律运动的小学生有更聪明的大脑、更好的记忆力、更清晰的思维、更多的"认知控制"（能够更好地推理和解决问题）、更好的学习成绩和更强的生活技能（比如过马路）。

在研究人员开展的另一项研究中，开始规律运动后，多动症儿童获得了同样的结果。在这项研究中，研究人员把7~9岁的多动症儿童分为两组，一组在放学后进行有规律的运动，另一组不运动。9个月后，进行了规律运动的患儿：

- "反应抑制"（控制不恰当的行为、处理反馈、设定和实现目标的能力）提高了49%；

- "认知灵活性"（应对和处理新的事情和活动，切换任务并进入状态的能力）提高了43%；

- "注意力资源"（专注和集中的能力）提高了89%。

几十项（是的，几十项！）关于多动症与运动的关系的研究也得到了相似的结果，它们表明运动有以下作用。

- 减轻多动。

- 提高注意力。

- 减轻冲动。

- 有助于多动症儿童与父母、兄弟姐妹、老师、朋友相处和合作。

- 提高运动技能、平衡力，增强体力，使多动症儿童的身体素质更好。

- 提高执行功能，即组织、决策、规划和为长远的结果延迟眼前的满足的能力。

- 提高数学、阅读成绩，使多动症儿童在学校中表现得更好。

- 减轻压力。

- 减少有干扰性的、不必要的想法。

- 减轻忧虑和焦虑。

- 改善情绪。

运动能刺激多巴胺和血清素（调节注意力和情绪的神经递质）的释放，还能提高 BDNF（脑源性神经营养因子，保护和激活脑细胞的蛋白质）的水平。

鼓励你的孩子变得更活跃

作为多动症儿童的父母，我确信你知道运动有助于孩子集中注意力和控制行为，运动得越多，效果就越好。事实上，你可能已经发现，你的孩子只有在下午运动后，回家才会做作业。或者你可能已经发现，你的孩子如果经常运动，就不需要服用药物。或者，如果你的孩子在吃药的同时保持运动，他的表现就比他单独吃药时的表现好得多。

要点。

不要限制孩子运动。最大限度地鼓励孩子运动。

但是，不要为了让孩子运动而唠叨，或指责他在电视机前或在电子游戏上花了太多时间。相反，要鼓励孩子去参加他喜欢的体育运动和其他体力活动。

例如，许多患儿的父母告诉我，武术对他们的孩子来说很棒。一些研究表明，瑜伽有助于缓解多动症的症状。其他研究推荐的运动包括步行（在公园中步行和在跑步机上步行）、慢跑、快跑和赛跑、骑自行车、游泳和进行水上运动、跳绳、跳舞、进行举重训练、打篮球、踢足球等。换句话说，运动的类型无关紧要，重要的是运动，甚至是很少的运动也大有助益。

例如，在一项研究中，与一组没有跑步的多动症儿童相比，跑步 5 分钟的多动症儿童的注意力提高了 31%。事实上，这些多动症儿童变得和未患多动症的儿童一样专注。

这就是多动症儿童的父母愿意看到的一种"健身"效果。

使用电子产品对多动症儿童有害吗?

与同龄的其他孩子一样,多动症儿童可能在电子产品上花了很多时间——他们盯着屏幕玩游戏、浏览网页、发信息、看电影、看电视剧、浏览社交媒体。

你可能一直问自己:这些电子产品会使我孩子的症状加重吗?如果会,怎样才能限制他使用电子产品的时间呢?

患儿的父母总是问我这些问题。我希望这些问题是容易回答的。但事实上,这些问题真的不容易回答。关于电子产品对多动症儿童的影响,下面是科学家知道和不知道的事实。

多动症儿童似乎特别容易"过度使用电子产品",专家把"过度使用电子产品"的现象称为"网络成瘾"或"电子游戏成瘾"。这种现象不仅意味着孩子会在互联网或游戏上花费大量的时间,也意味着孩子会受到互联网或游戏的影响。你的孩子把全部的注意力都放在了互联网或游戏上吗?你的孩子无法控制自己使用电子产品的时间吗?使用电子产品的时间被限制时,你的孩子会烦躁吗?上网或玩游戏影响你孩子的学习、社交、饮食或睡眠了吗?如果答案是肯定的,那么这些都是孩子可能对互联网或游戏上瘾的迹象。

除了上瘾,一些研究结果表明,电子产品使用时间增加与多动症症状加重正相关。根据常识我们可以推断,浏览网页和玩游戏会加重多动症的症状,因为这些活动有高度的刺激性并且对注意力的要求最低。

正如发表在《注意缺陷与多动障碍》(*Attention Deficit and Hyperactivity Disorders*)上的一篇论文所说:"……长时间上网和玩游戏会使孩子的反应更冲动、更极端和更紧张。"

但是,对电子产品使用时间过长可能带来的负面影响,这里有几项附加说明。

首先,专家还没有真正弄清楚使用电子产品是否会加重注意力不集中、多动或其他的多动症症状。

是的,有些研究结果表明使用电子产品与注意力问题有关。美国艾奥

瓦大学的研究人员对 1300 多名三、四、五年级的小学生和 200 多名大学
生进行了一项为期一年的研究。研究人员发现，每天看电视和玩电子游戏
2 小时以上的中高年级小学生出现注意力问题的概率增大了 67%。相同情
况下，大学生出现注意力问题的概率增大了 2 倍。

但是，也有许多研究没能证明使用电子产品与注意力问题有关，无
论对多动症儿童还是对未患多动症的儿童来说都是如此。一篇发表在《精
神病学研究》上的研究报告称："电视剧和电子游戏似乎不是引起儿童注
意力问题的主要因素。干预和预防工作最好放在其他危险因素上。"

一些专家（以及父母和孩子）认为，使用电子产品可以改善多动症儿
童的生活，为患儿开辟新的学习途径，增加患儿与朋友联系的机会。

即使下面这些建议很少被采用——显然，父母很难做到限制孩子的电
子产品使用时长——我也要提出我的建议。

限制使用电子产品的时长。

我同意美国儿科学会的建议，把孩子的电子产品使用时长限制在每天
2 小时以内。

制订使用电子产品的规则。

有些家庭会把使用电子产品的时间定在周末和假期。有些家庭会把使
用电子产品作为孩子完成作业的奖励。还有些家庭会在睡前 1~2 小时关闭
电子产品来限制孩子使用，这是我衷心推荐的一种方法，因为睡眠问题在
多动症儿童中非常常见。

注意上瘾，特别是对电子游戏上瘾。

对一些多动症儿童来说，玩电子游戏是刺激多巴胺分泌的主要方式，
并且是生活中少有的乐趣之一，因此他们会对玩电子游戏上瘾。如果你的
孩子有我在本章中描述的任何一种上瘾行为，那么是时候和你的孩子一起
设定使用电子产品的时长了。

治疗多动症的行动计划

请按以下步骤实施本章讨论的控制多动症症状的行动。

第一步：回答第 148~149 页中的问题，判断你的孩子是否有睡眠问题。如果有，解决这些问题。

第二步：让孩子在早餐时和夜晚睡觉前补充镁，根据孩子的年龄确定服用的剂量（第 149~150 页）。

第三步：如果 1 个月后孩子的睡眠问题没有得到明显改善，就让孩子在夜晚睡觉前 30 分钟补充 1~3 mg 褪黑素。（继续补充镁。）

第四步：如果补充褪黑素 2 周后，孩子的睡眠问题依然没有得到改善，就让孩子停止服用褪黑素，改为在夜晚睡觉前 30 分钟服用 L- 色氨酸 500 mg。

第五步：如果补充 L- 色氨酸 2 周后，孩子的睡眠问题仍旧没有得到改善，就让孩子停止服用之前提到的所有补充剂，改为在睡前 30 分钟服用 100~200 mg L- 茶氨酸和 1~2 g 甘氨酸。

第六步：如果睡眠问题还是没有得到改善，则与孩子的主治医师讨论让孩子服用可乐定（美国食品药品监督管理局批准用于治疗多动症的助眠药物）的问题。同时继续补充镁。

第七步：几个月后，当孩子的睡眠问题得到控制时，让孩子停止服用可乐定，继续补充镁。

第八步：使用第 152~153 页中的保持睡眠卫生的方法，可以使用其中一种方法也可以使用多种方法。

第九步：判断你的孩子是否有睡眠障碍（如打鼾或睡眠呼吸暂停），如果怀疑有，就向主治医师和（或）睡眠专家咨询，请他们诊断并治疗孩子的睡眠障碍。

第十步：如果你怀疑孩子因服用治疗多动症的药物出现了睡眠问题，请采纳第 155 页中的建议。

第十一步：鼓励孩子多运动，尤其鼓励他多参加他喜欢的运动。

第十二步：把电子游戏机、平板电脑、台式电脑和手机等电子产品的使用时长限制在每天 2 小时以内。

第11章
提高注意力，一次一呼吸

+正念

　　我治疗了上万名多动症儿童，却从未忘记约瑟夫。他是一名患有严重多动症的14岁男孩。约瑟夫几乎无法坐在他的座位上上课或对任何一项任务保持专注。他冲动，经常发脾气，还会对他的父母、妹妹和朋友大喊大叫。

　　尽管约瑟夫的症状很严重，尽管约瑟夫看起来无法安静地坐着，但令人意想不到的是，约瑟夫喜欢钓鱼。他会乘一艘小艇在家附近的池塘里钓鱼，钓鱼的他能坐几个小时！

　　当然，我无法解释这一点。但是，我知道每名多动症儿童都是独特的，约瑟夫也不例外。我问他："你为什么去钓鱼？"

　　"我真的很喜欢那种感觉，"他回答，"我喜欢划船；我喜欢在水面上晃悠；我喜欢自己坐在阳光下，不打扰任何人；我喜欢感受微风；我喜欢鱼上钩时的拉力和收线拉鱼的感觉。"

　　约瑟夫拓展了我的视野，他使我明白，多动、注意力不集中、冲动、有攻击性和易怒的多动症儿童也能集中注意力，静静地关注此时此地。自此之后的20年里，正念——开放、好奇和不加以评判地关注当下——逐渐为人熟知，并且科学家对它进行了深入的研究。事实上，研究者已经发现正念疗法可以作为多动症的治疗方法之一，它有助于重新连接神经元并明显激活大脑中与注意相关的区域。

约瑟夫在青春期后期就表现得很好了，那时他不再需要来找我进行治疗。约瑟夫的变化受益于加减治疗计划中的许多疗法，以及在我未推荐之前他靠直觉探索出的疗法。

什么是正念？

正念源于一种叫内观（Vipassana[①]）的冥想技巧。正念的两个主要原则很简单：

1. 关注当下——现在，现在，现在；

2. 对当下保持开放、接受和好奇的态度，无论发生了什么，无论发生在内心还是发生在外界。

乔·卡巴金（Jon Kabat-Zinn）博士是现代正念理论的创立人之一，并且在美国马萨诸塞大学医学院创建了医学、保健和社会正念中心。他认为正念就是"以一种特定的方式——有目的、投入当下、不加以评判地关注某件事情"。

对患有多动症的青少年来说，专注地"以特定的方式关注某事"可以有多种形式，比如日常活动中的正念和正念冥想。

而且，几周后，这种"正念练习"（也称"正念减压疗法"）可以使孩子产生心理学家所谓的新的"特质"或"技能"——孩子不仅在进行正念练习时是专心的，而且一整天都是专心的。更专心意味着更专注、更不冲动、组织能力更强、思维更清晰和计划能力更强。最重要的是，正念有助于孩子接纳自我，而对经常陷入消极自我评价的多动症青少年患者来说，接纳自我是情绪健康的关键特征之一。

正念练习的优点已经吸引研究人员对正念开展了数百项科学研究，来探究正念对几十种生理、心理和情感问题的作用，这些问题包括：多动症、有攻击性（在语言和身体方面）、焦虑、双相情感障碍、心理倦怠、癌症、抑郁、糖尿病、饮食障碍、疲劳、失眠、肺部疾病、记忆丧失、多发性硬化、疼痛、创伤后应激障碍、皮肤问题、吸烟、压力大和药物滥用。

[①] 梵文"Vipassana"的意思是"为了观察某个对象而深入其中"。——译者注

科学依据：正念练习能够提高注意力

为了增强你让孩子进行正念练习的信心，让我们一起来看几项科学研究的结果，这些研究结果表明，正念练习有助于缓解多动症的症状。

对多动症青少年患者及其父母来说，正念练习是"一种有效的方法"。

荷兰研究人员以 10 名患有多动症的青少年（5 名男孩和 5 名女孩）及其父母为研究对象进行研究，在《儿童与家庭研究杂志》（*Journal of Child and Family Studies*）上发表论文称，在研究过程中，青少年学习了几种正念技巧，以及如何"在有困难和有压力的情况下，比如与父母、老师或朋友发生冲突时"和"做家庭作业时"运用正念。父母则学习接受几个观点，比如"不加评判地与孩子一起刻意地、全身心地处于当下；照顾好自己是养育孩子的重要基础；接受孩子带来的麻烦；对孩子不好的行为做出回应，而非仅仅做出反应"。

研究结果表明，经过 2 个月的正念练习，"青少年在注意力和行为方面的问题减少了，并且他们的执行功能提高了"。

在此我们对"执行功能"做简要解释。不同专家会以不同的方式定义"执行功能"。在上述研究中，执行功能指：抑制冲动和控制行为的能力；从一种情况或活动中灵活地转换到另一种情况或活动中的能力；控制情绪反应（避免情绪突然爆发、情绪起伏大或极度烦躁）的能力；开始一项任务并产生想法和解决问题的能力；为完成任务、形成计划和目标而记住信息（即工作记忆）的能力；通过计划和安排管理任务的能力；在学校和游戏中维持秩序、组织材料的能力；管理储存空间（如背包、桌子和卧室里的空间）的能力；评估个人表现并达到目标的能力。

此外，这些青少年还在电脑上做了注意力测试，"进行正念练习后，他们在注意力测试中的表现更好"。

但不只参与这项研究的青少年从正念练习中受益，研究人员在研究报告中称，许多青少年的父母也"减轻了养育孩子方面的压力"和"改变了过度积极的养育方式"。

研究人员得出结论，"对患有多动症的青少年（及其父母）来说，正念练习是一种有效的方法"。

正念练习给患者带来了许多益处。

在美国加利福尼亚大学洛杉矶分校正念研究中心（以下简称"UCLA"）开展的一项研究中，7 名患有多动症的高中生和 25 名患有多动症的成年人参加了为期 2 个月的正念练习课程——针对多动症的正念觉察练习。

研究人员在《注意障碍杂志》上发表的论文称，正念的"基本练习"包括 3 个步骤：一、把注意力固定在一个点上（通常是呼吸这样的感官输入）。二、注意到自己分心了并马上拉回注意力。三、把注意力重新集中在一个点上。

研究对象接受的正念练习包括，在日常活动中使用正念，坐着或行走时进行正念冥想，以及为了解决多动症患者常有的自卑问题，在每节课结束时进行一次"慈心冥想"。经过 2 个月的训练，研究对象获得了正念带来的许多益处，具体如下。

- 做事更专注。

- 把注意力从一项任务转移到另一项任务的能力提高。

- 多动减轻。

- 冲动减轻。

- 焦虑减轻。

- 抑郁减轻。

- 压力（无法完成要求的感觉）减轻。

研究人员表示，90% 的研究对象对正念练习的满意度"很高"。

多动症患者的父母也应该练习冥想。

这是加拿大研究人员分析了几项关于正念和多动症的关系的研究的结果后总结出的观点。研究人员认为："正念练习应作为多动症的疗法被纳入目前的多动症治疗指南。"（我也这么认为。）

上述研究结果都源于对患有多动症的青少年的研究，但正念不仅对患有多动症的青少年有益，对 13 岁以下的多动症儿童也有益。

多动症儿童的症状减少，患儿父母的压力变小。

在一项研究中，8~12 岁的多动症儿童及其父母进行了正念练习。研究人员表示，8 周后，患儿"注意力不集中和多动的情况明显减少"，"父母的压力减轻且过度反应行为也明显减少"。此外，患儿在坚持完成任务方面也表现得更好。

数学成绩提高了 88%。

在一项研究中，4 名患有多动症并且正在服用阿得拉或择思达的五年级学生进行了正念练习，练习的时长从每天 10 分钟开始，逐渐增加到每天 15 分钟。

研究人员在《正念》（*Mindfulness*）上发表了研究报告，称："这些学生会在训练中练习对呼吸保持专注。他们会学习对呼吸进行计数：把 1 次吸气和 1 次呼气计为 1 次呼吸，呼吸次数达到 10 次后再开始一个新的计数周期。他们会学习如何集中注意力：当意识到自己的思绪偏离了呼吸和计数时，要重新把注意力集中在呼吸上，并重新开始计数。他们会学习如何简单地察觉自己的胡思乱想或情绪，而非被它们吸引或试图压制它们，也就是学习如何把注意力集中在自己的头脑中出现的任何事情上，而不对其进行评判或参与其中。"

接受正念练习 8 周后，这些学生会学习如何运用正念技巧"把他们的注意力集中在课堂上"。

研究表明，这 4 名学生每天"参与数学学习的积极性"分别提高了 70%、32%、58% 和 48%，他们的数学成绩分别提高了 88%、64%、82% 和 71%。其中一名学生在练习正念之前只会做 18% 的数学题，练习正念 2 个月后，他能解决 63% 的数学题。

研究人员（来自美国布朗大学、美国佐治亚医学院以及其他机构）得出结论："作为正念的重要组成部分，对注意力的掌控似乎是一种有效的干预课堂走神的方式。"此外，研究人员指出，任何类型的正念练习（不只是他们教的）都有用。

10 项研究结果表明，正念有助于缓解多动症症状。

发表在《注意障碍杂志》上的一篇研究报告证实了上述研究报告对正念练习的积极评价。该报告分析了 10 项关于多动症的正念疗法的研究数据，总体来说，患儿的注意力提高了 66%，多动和冲动的症状减少了 53%。

对多动症儿童来说，正念真的有效吗？

我与许多多动症儿童的父母谈论过这个问题。与孩子一起练习和运用正念后，多数患儿的父母都做出了肯定的回答：练习正念后，孩子的注意力更集中了，开始和完成任务的能力更强了，并且孩子对自己的评价更积极了。

这就是发生在泰勒身上的故事。10 岁时，经医生诊断，泰勒患有混合型多动症。16 岁时，泰勒开始进行针对多动症的正念练习。

莉迪娅·齐洛斯卡（Lydia Zylowska）博士是美国加利福尼亚州洛斯加托斯镇的整合精神病医生，UCLA 的创始人之一，同时也是《成人多动症的正念疗法》（ *The Mindfulness Prescription for Adult ADHD* ）这本书的作者。她在《正念临床手册》（ *Clinical Handbook of Mindfulness* ）关于多动症的章节中讲述了泰勒的故事。

她写道："自从确诊为多动症以来，泰勒一直在服用中枢兴奋药（如阿得拉或利他林）。泰勒说服用这些药有助于他集中注意力和完成家庭作业，然而，即使服用这些药，泰勒也会在某段时间内注意力不集中和躁动不安，经常要从座位上站起来。泰勒描述了当他忘记服药时的'疯狂'，他似乎根本无法集中注意力，还会因为中断服药出现暴躁和喜怒无常等情况。

"在正念练习中，泰勒发现自己在仅仅 5 分钟的冥想练习中都要起身，但他学会了在行走的过程中冥想，以这种方式继续完成冥想练习。

"泰勒参加了许多针对多动症的正念练习课程，并且他说，虽然在家里的正式练习并不规律（每周 2 次，每次 5~10 分钟），但是他一整天都在频繁地运用正念。

"泰勒举了一些例子，比如他会在足球训练中注意自己的身体运动，在与朋友争论的过程中关注自己的情绪和想法。他会注意自己过于苛刻的想法，而且他发现如果不苛责自己，就更有动力'再试一次'。他在电脑上贴了一张便条，提醒自己'呼吸'，并在吃午餐时用手机提醒自己'吃得更专心'。

"总的来说，泰勒觉得自己更主动地'为我的多动症做点儿什么'，他发现当自己忘记吃药时，调节自己的情绪和注意力比以前容易了。泰勒说，'当我分心时，我能把自己的注意力再集中到自己正在做的事情上。无论何时走神我都能感觉到，我能意识到自己走神了并赶走这种状态'。"

正念有助于控制多动症的作用机制

正念通过下述 3 种方式帮助青少年控制多动症。

提高注意力。

正念练习有助于提高注意力。例如，在正念冥想中，冥想者会对呼吸保持专注，每当分心时都会把注意力拉回到呼吸上。专心是学会的，分心是不学就会的。

UCLA 的研究人员在一篇题为"正念觉察与注意缺陷多动障碍"（Mindful Awareness and ADHD）的论文中写道："正念可以引导人主动地走出'白日梦''走神'或'沉思'的状态。"

恢复大脑的功能。

正念不仅能提高注意力，还能恢复大脑的功能。研究表明，正念练习能激活大脑中负责注意力、冲动和执行功能的区域。

一篇关于正念和多动症的研究报告称："神经影像学研究表明，正念冥想会使……与注意力相关的、多动症患者通常受损的大脑区域发生变化。"

默认网络就是其中之一。默认网络指由一组功能联系密切的大脑区域所构成的系统。多动症患者的默认网络的功能低于正常水平，而治疗多动症的药物有助于使之恢复正常。研究人员在《认知与行为实践》（*Cognitive and Behavioral Practice*）上发表文章并推断，正念冥想可能是通过提高默认网络的"连接性"来减轻多动症的。

稳定情绪。

研究表明，正念练习还可以通过稳定情绪来缓解多动症症状。在正念练习中，患者会练习观察并接受"情绪状态"，把它看作"一种无须处理的、暂时存在的现象"。通过这样的方式，正念"有助于多动症患者控制想要迫切行动的情绪上的冲动"。

正念冥想不是唯一能缓解多动症症状的冥想方式

虽然大多数关于冥想和多动症的研究关注的是正念冥想，但是其他几种冥想也有助于缓解多动症症状。

真言（mantra）冥想

真言冥想的对象是被反复默念的真言。超觉静坐是最流行的真言冥想形式。在进行超觉静坐时，冥想者反复默念无意义的音（如 "eng" "shirim"），而不必试图把注意力集中在这上面。如果加入正念冥想，当思绪徘徊时，冥想者只需简单、轻松、不假思索地把思绪带回到真言上就好。

在一项关于超觉静坐和多动症的研究中，10 名 11~14 岁的多动症儿童每天练习超觉静坐 2 次，每次 10~15 分钟。研究结果表明，3 个月后，这些患儿的多动症症状减轻、执行功能提高、焦虑减少。

瑜伽

某些类型的瑜伽包括深呼吸练习和专注冥想（对特定的内容，如单词 "OM" 保持专注）练习。在一项研究中，6~11 岁的多动症儿童参加了为期一年的包括深呼吸和专注冥想的瑜伽练习项目。研究人员在《ISRN 儿科学》（*ISRN Pediatrics*）上发表报告称，患儿 "在学校的表现有了显著改善，并且全年都能保持这种良好的状态"。

多动症儿童的正念练习

《培养灵气的孩子》（*The Mindful Child*）的作者苏珊·凯泽·格林兰（Susan Kaiser Greenland）认为，正念可以教会孩子 "ABC" ——专注、平衡和有慈悲心（Attention, Balance and Compassion）。UCLA 关注了她主持的 "内向的孩子"（Inner Kids）项目。

"通过正念练习，" 她写道，"孩子能学到使自己舒缓和平静的生活技巧，意识到自己内在和外在的意识，以及形成反思自己的行为和各种关系的能力。"

下面的技巧选自莉迪娅·齐洛斯卡博士的《成人多动症的正念疗法》一书，UCLA 也在使用这些技巧来缓解患者的多动症症状。齐洛斯卡博士告诉我，"患有多动症的儿童和青少年，以及他们的父母都可以进行这些练习"。因此，下面的技巧说明是直接对练习者说的，无论患儿还是患儿的父母，都可以直接跟着说明练习这些技巧。

"STOP"技巧

"STOP"技巧包含4个部分，它有助于你更清楚地认识正在发生的事情，并做出更好的决定。具体内容如下。

"S"代表"停止"（stop）。无论你正在做什么事情或打算做什么事情，都停下来。

"T"代表"呼吸"（take a few breaths）。最好的呼吸是深呼吸，先让空气填满腹部，然后完全呼出空气。呼吸时在心里计数，吸气，1……2……3，感受腹部的膨胀；呼气，1……2……3，关注腹部排空和放松的感觉。

"O"代表"观察"（observe）。观察发生了什么，包括外界的事情和内心的感觉。

你可以这样问自己——我在想什么？我有什么感觉？我在做什么？我要做什么？或许你的答案是这样的——我厌倦了做家庭作业，我想把它放在一边去玩电子游戏。我很生气，因为妹妹在我的房间里，我正要对她大喊大叫。

无论你在想什么，感觉到什么，做什么或打算做什么，都完全接受自己。抱着这样的态度：任何正在发生的事情都不是"坏的"或"好的"，而只是正在出现和消失的事情，就像天上的云。

最后，你可以这样问自己：我打算做的事情与我应该做的事情一致吗？

你会注意到，你打算做的事情使你离开了应该做的事情，比如完成家庭作业，对妹妹更好一些。练习"STOP"技巧有助于你回到应该做的事情上。

"P"代表"继续"（proceed）。完成上述步骤之后，你就有了一个明确的方向——去做你应该做的事情。

正念呼吸

正念呼吸是正念练习的关键技巧之一。

齐洛斯卡博士写道："只要记住在活动中注意呼吸（哪怕几秒钟），你就可以轻松地把正念融入日常生活。"

她举了一个例子："当你阅读时，你可以只注意自己的呼吸——感受吸气和呼气时腹部的起伏，注意吸气和呼气之间的停顿。你可以这样注意几次呼吸，然后继续阅读，或者休息一下。"

齐洛斯卡博士推荐的另一种好的做法是，在开始一项活动之前有意识地做一次深呼吸。"例如，在做家庭作业、发短信给朋友或在课堂上回答问题之前，你可以做一次深呼吸。即使只做一次深呼吸也可以提高你的专注力和感知力，继而影响后续的事情。"

正念静坐

多动症儿童可以每天练习几分钟的正念静坐来关注呼吸，第一周和第二周练习5 分钟，然后逐渐把练习时长增加到 10 分钟、15 分钟。下面是对正念静坐的基本指导。

选一个舒适的地方坐着或躺着。按自己的意愿闭上眼睛或睁开眼睛。

把你的注意力转移到呼吸上。注意每一次呼吸的感觉——注意胸部或腹部的起伏，或鼻孔的感觉。真正体会呼吸的感觉，在呼吸的过程中静静地体会。

当你静坐时，你会发现你的思绪在想法、情绪、身体的感觉或房间的噪声中漫游。没关系。当你意识到这种情况时，慢慢地把你的注意力带回呼吸上就可以了。

静坐结束时，把你的注意力从呼吸转移到周围的空间中。然后，结束练习。

正念行走

根据齐洛斯卡博士的说法，患儿如果坐立不安，无法练习正念静坐，那么可以练习正念行走。以下是齐洛斯卡博士对正念行走的指导。

"如果烦躁不安的你很难安静地坐下来，就在行走的过程中练习有意识地呼吸。可以在室内练习，也可以在室外练习。练习正念行走不需要太大的空间，你可以找一小块地方，沿一条线行走并沿原路返回，在行走的过程中练习冥想。

"你应该慢慢地走，睁着眼睛，注视着前面的一小段路。（不要四处张望，因为这样会分散你的注意力。要让自己知道向哪走。）

"行走时，你应该关注呼吸的感觉。如果愿意，你可以调整呼吸的频率，使它与迈步的频率相同。例如，当你迈出右脚时，吸气；迈出左脚时，呼气。"

身体扫描

齐洛斯卡博士认为，多动症患者与自己身体的关系往往很复杂。"大部分情况下患者对自己的身体感到沮丧和忽视这种感觉。其中多动型多动症患者可能因为自己的躁动不安而恼火，并寻找途径发泄，而注意缺陷型多动症患者可能因为迟钝和缺乏精力而沮丧。"

齐洛斯卡博士写道，"通过探索身体的感觉和变化，正念可以使患者与自己的身体之间形成一种奇妙而友善的关系"。而最好的方法之一是借助于名为"身体扫描"的正念技巧。

齐洛斯卡博士解释道："身体扫描练习的内容包括聆听身体发出的信息，按顺序关注所有的身体部位，以及注意身体的一切感觉"。她对身体扫描练习的指导如下。

找个你感觉舒适的地方，要么坐直，要么躺着。用枕头和毯子支撑自己，使自己更舒适。

做几次深呼吸，让你的身体放松。闭上眼睛，或者半闭着眼睛，稳定住身体，休息。

把你的注意力想象成一支手电筒，用它指向身体的每个部位并照亮这些部位。

首先，把注意力集中在头顶上。那里有什么感觉？瘙痒、振动还是紧绷？还是根本没有感觉？无论你感受到什么，都要在脑海中给它贴上标签，比如"刺痛"。

接着，把注意力转移到额头上。停下来感受一下，并给它贴上标签。放松紧张的身体部位。

然后，重复上面的过程，把注意力依次转移到眼睛、脸颊、鼻子、嘴和下巴上，再转移到喉咙前面、头和脖子后面。

然后，把注意力依次转移到右肩、右上臂、右肘、右前臂、右手腕、右手和右手的 5 根手指上。然后，在左侧重复这个过程。

然后，把注意力转移到上背部，再沿着脊柱转移到下背部。

然后，把注意力转移到胸部。

然后，把注意力依次转移到腹部、髋部、臀部。

最后，把注意力转移到右腿，依次关注大腿、膝盖、小腿、脚踝、脚和 5 根脚趾的感觉。然后，在左侧重复这个过程。

"在关注每一个身体部位时，你可以想象自己就在这里呼吸，"齐洛斯卡博士写道，"就像在为这个部位输送新鲜空气。这种想象有助于放松身体、释放压力。"

做孩子的"正念伙伴"

这种技巧和找一个督促你定期锻炼的运动伙伴一样。每天给孩子发一次短信，提醒他运用"STOP"技巧。同样，你的孩子也要发短信提醒你。

说到发短信，2015 年《医学互联网研究杂志》（*Journal of Medical Internet Research*）发表了澳大利亚的一支研究团队的研究报告。这篇报告中的数据表明，当时，辅助正念练习的应用程序有 500 多个。研究人员对相关应用程序的有效性进行了测试，其中最有效的几个应用程序是"头脑空间"（Headspace）、"微笑的心灵"（Smiling Mind）、"爱正念"（iMindfulness）和"每日正念"（Mindfulness Daily）。

慈心冥想

我想把慈心冥想作为本章结尾的内容。齐洛斯卡博士以及许多专家经常用慈心冥想结束培训课程。齐洛斯卡博士解释了这样做的原因："多动症会给患者带来许多感受——痛苦、羞耻、绝望、无可救药。而慈心冥想有助于患者摆脱这些感受，更加关心和接纳自己。"

慈心冥想的做法很简单，只要把幸福的愿望传递给自己和他人就好。以下是齐洛斯卡博士对慈心冥想的指导。

以一种舒适的姿势坐下。做几次深呼吸，放松身体。

首先，想一想生活中很容易使自己感受到爱和温暖的朋友、宠物或家人。脸上的微笑、内心的暖意、开心的感觉，这些就是仁慈。

接着，把你自己的影像带到脑海里，让它坐在你面前，就像在照镜子一样。

然后，默默地祝愿自己开心和幸福。你可以用这样的语句表达——愿你快乐，愿你平安，愿你健康，愿你轻松。当然，你也可以自己组织语言。

最后，轻轻地把愿望重复几次。在这个过程中，继续注意身体的感觉。

此外，你如果注意到自己没有任何感觉，或者感觉到的不是仁慈，就继续保持好奇。注意你的思想和身体中出现了什么，无论它是什么样子的，你都可以从这段经历中有所收获。

治疗多动症的行动计划

请按以下步骤实施本章讨论的控制多动症症状的行动。

第一步：把正念练习当作能有效缓解多动症症状的疗法，你可以和孩子一起练习。

第二步：你如果认为这种疗法适合你的孩子，就教他本章提到的一种或多种正念练习——"STOP"技巧、正念呼吸、正念静坐、正念行走、身体扫描、慈心冥想。

第三步：做孩子的"正念伙伴"，每天提醒孩子进行正念练习。

第四步：考虑一下辅助正念练习的应用程序对你的孩子有没有帮助。

Part 2

药物疗法与行为疗法

第12章
治疗多动症的药物
－副作用

之所以把这一章放在本书的第二部分，是因为我认为应该先尝试自然疗法，在自然疗法无效的情况下才使用药物疗法。

作为一名用药物疗法和非药物疗法治疗行为、精神和情绪问题的整合精神病医生，在使用药物控制患儿的多动症症状之前，我总是会回答以下两个问题。

1. 是神经、营养、遗传或环境方面的因素引起或加重了患儿注意力不集中、多动和（或）冲动的症状吗？

2. 如果是，我能用天然化合物有效和安全地消除症状，使患儿免于药物副作用的风险吗？

作为想要通过加减治疗计划控制孩子症状的父母，你需要回答下面的问题——用你从本书第一部分学到的知识，可能还需要孩子主治医师的帮助。

我的孩子缺镁吗？

我的孩子缺锂吗？

我的孩子有铜／锌失衡的问题吗？

我的孩子有肠道菌群失衡的问题吗？

我的孩子有食物敏感或食物过敏的问题吗？

我的孩子一整天都摄入蛋白质了吗？

我的孩子很难入睡或者很难持续睡着吗？

你如果对上述的一个或多个问题做出了肯定回答，并用自然疗法有效地控制了孩子的症状，那么太棒了！由于你的照顾，你的孩子可能不需要用药物来控制症状。

但是，有时使用药物是治疗多动症的必要方法，作为一名儿童精神病医生，一名致力于帮助患儿的父母制订有效的治疗计划来控制患儿的症状，使患儿重新获得其应有的幸福、能力和健康的医生，我会毫不犹豫地给患儿开药。

研究表明，治疗多动症的药物可以为患儿提供有效和即时的帮助，使 70% 的患儿减少症状。

我确实看到一些患儿受益于治疗多动症的药物。事实上，有时服用药物确实能使患儿幸福茁壮地成长而不用承受症状带来的痛苦，使患儿充分发挥潜力实现目标而非无法达到目标。

13 岁的保罗（Paul）就是如此。保罗是一名活跃、冲动、攻击性强和鲁莽的男孩，他经常考试不及格，并且和同学打架，对父母大喊大叫。他没有明显的缺乏营养素或体内某种物质失衡的迹象，只有药物才能帮助他。服药后，保罗的变化很大，他平静下来了，他的注意力集中了，他在学校的表现开始变好了。这也改变了保罗的人生——他现在在大学努力学习，在思考自己的未来。保罗的经历是我没有放弃使用药物的原因之一。

保罗的父母知道自己的儿子曾经多么烦恼，所以他们愿意让保罗服用对他可能有帮助的药物。但是，当我向很多患儿的父母表明药物疗法可能适合他们的孩子时，有些父母提出了这样的反对意见——

"我的孩子最终会上瘾。"

"这种药会毁了他的大脑。"

"我的孩子以后就要永远吃药。"

"这种药会改变我的孩子的性格，让他变迟钝。"

"这种药无济于事，他从来没有学会如何关注自己。"

"我的孩子最终会滥用药物。"

"我的孩子只是懒，他不需要吃药，他需要更努力。"

"我了解过这种药的副作用——让人食欲不振、面肌抽搐、出现睡眠问题、发育迟缓，我很担心。"

除了批评（我在下一章会讨论有关尊重和积极反馈的问题），这些恐惧和担忧都是正常的。接下来我想做的事情是减少患儿父母的担忧。

在治疗了上万名多动症患儿后，我摸索出了一种方法，这种方法可以在最大限度提高药物有效性的同时，几乎消除药物的副作用。

是的，你没有看错。这种方法可以预防药物出现副作用，也可以消除药物已经出现的副作用。因为这种说法可能有点儿令人震惊，所以我再重复一遍——我可以向患儿的父母做出几乎万无一失的保证：你的孩子在服用治疗多动症的药物时不会受到药物副作用的影响。

下面是我能做出这个保证的理由。

第一，对许多患儿来说，治疗多动症所用的增强多巴胺可用性的药物之所以有副作用，是因为患儿大脑中的多巴胺已经过多了。多巴胺水平高通常是由铜／锌失衡或HPHPA（梭状芽孢杆菌的有害代谢产物）水平高引起的，也可能是由镁缺乏引起的（如果镁的水平低，药物就会对人的食欲、睡眠和神经产生不利影响）。因此，首要任务是解决这些问题，就像加减治疗计划告诉你的那样——开始药物治疗时往往要预防副作用的出现。

第二，我会让患儿从服用小剂量的药物开始，2~4周后再让患儿增大剂量，并且我会关注药物的副作用和有效性。这种方法与许多医生使用的方法不同——给患儿开处方时，他们使用的是自己熟悉的、对其他患儿有效的药物和剂量。这样做的结果是，对许多患儿来说，药物的剂量要么过大（药物出现副作用），要么不足（药物的效果差）。由于药物会引起健康问题或不起作用，最终，患儿的父母会让患儿停止服药。

第三，我会安排每位患儿检测影响药物代谢的基因突变。这些突变会导致患儿的多巴胺代谢太慢或太快。

虽然我们还不清楚治疗多动症的药物的具体作用原理，但是理论上认为药物是通过提高多巴胺和去甲肾上腺素的可用性来发挥作用的。有相关基因突变的患儿的多巴胺水平很可能过高（使药物有副作用）或过低（使症状不能有效缓解）。有关检测的详细信息我在后面会提到。

有些人认为治疗多动症的药物被过度使用了，我同意这一观点。对许多接受药物治疗的患儿来说，他们真正需要的是先从神经、生化物质和遗传方面对他们进行评估，再用自然疗法解决引起症状的营养素缺乏或失衡问题。

但是有些人把治疗多动症的药物当作敌人，我不认同这一观点。在我看来，药物疗法只是众多有助于缓解多动症症状的疗法中的一种，但只有在必要时使用，药物疗法才会发挥最大的作用。

最后但非常重要的一点是，如果你的孩子已经开始服用药物，但药物产生了副作用或没有效果，那么你和他的主治医师可以按照上述指导原则来让你的孩子安全有效地重新开始服用药物。

对多动症儿童来说，服用药物是获得健康和幸福的正确选择吗？接下来让我们一起寻找答案。

治疗多动症的药物的过去和现在

有关治疗多动症的药物的故事始于 1937 年，发生在美国罗德岛的埃玛·彭德尔顿·布拉德利之家（即今天的美国布朗大学医学院附属医院——布拉德利医院）。它是美国第一批治疗儿童神经和行为障碍的医疗机构之一，用一份历史报告中的话来讲，有这些障碍的儿童是"注意力不集中、焦躁不安、粗暴和自私的"。这家医疗机构的主治医师是精神病医生查尔斯·布拉德利（Charles Bradley）。布拉德利医生的叔祖父乔治·布拉德利（George Bradley）是这家医疗机构的创始人。乔治·布拉德利的女儿 7 岁时罹患脑炎并留下了智力低下、脑瘫和癫痫的后遗症，此后乔治·布拉德利创办了埃玛·彭德尔顿·布拉德利之家。

布拉德利医生让许多患儿做了气脑造影（气脑造影是早期检测大脑异常的方法，有可能使患者出现严重的头痛），为了缓解头痛的问题，布拉德利医生给患儿开了苯齐巨林（Benzedrine，史克制药公司生产的一种安非他明类药物）。意想不到的事情发生了，这种药虽然没能缓解患儿的头痛，但是使患儿的行为发生了显著变化。

"患儿的行为变化在学校活动中最显著，"布拉德利医生在《美国精神病学杂志》上发表文章写道，"患儿明显有了尽可能完成任务的'动力'"。

但是，就和今天治疗多动症的药物一样，苯齐巨林没有使患儿变得更活跃，反而使他们平静下来了。布拉德利写道，"在 30 名患儿中，15 名患儿对安非他明有反应，他们的情绪反应明显变缓和了"，"从人际交往方面看，这些表现是一种进步"。

布拉德利医生对苯齐巨林开展了两项科学研究，研究对象主要是 5~14 岁的男孩。布拉德利医生指出，患儿"在闲暇时开始安静地玩耍或阅读了，而以前闲暇时，他们会漫无目的地徘徊，想要挑衅和骚扰他人"。他发现，服用苯齐巨林的患儿"更自立、更成熟"、更"乐于助人"以及更"有意识地控制自己的活动"。

但是，苯齐巨林没有成为一种流行的治疗儿童行为问题的药。当时史克制药公司把它定位为一种振奋健康学生精神的药，并且几年后就不再推销它了，因为有报道称学生会滥用这种药，并且病人会对它上瘾。

利他林的兴起

说完了苯齐巨林，让我们一起来看看利他林。

利他林是一种所谓的效果比咖啡因强、比苯齐巨林弱的中枢兴奋药，最初是在 20 世纪 50 年代中期，由汽巴制药（现在的诺华制药）上市销售的。上市之后，利他林很快就被美国食品药品监督管理局批准用于治疗"轻微脑功能失调"（多动症早期的名称）。

1964 年，研究人员开展了第一项对利他林和有行为问题的儿童的科学研究，研究结果表明，利他林减少了患儿的冲动。

1968 年，DSM（第 4 页）正式把"儿童多动反应"认定为一种障碍。医生用利他林治疗"儿童多动反应"。

1980 年，使用中枢兴奋药成为一种正式疗法，当时美国儿科学会认为"中枢兴奋药在儿童多动症的治疗中占有一席之地"。同年，"儿童多动反应"在 DSM 中被更名为"注意缺陷障碍"。

治疗多动症的药物支出每年可达 120 亿美元

接下来的 30 年里，越来越多的多动症儿童开始服用药物来治疗多动症。今天，有 500 万左右的美国儿童、青少年和成年人在服用治疗多动症的药物，每年的支出可达 120 亿美元。事实上，每年治疗多动症的药物支出的增幅（2014~2015 年的增幅为 25%）高于任何一类合法药物支出的增幅。

　　药物支出的增加并不奇怪，因为治疗多动症的药物的用量增加与 4~17 岁多动症儿童人数的增长（2003 年增长了 7.8%，2007 年增长了 9.5%，2011 年增长了 11%）相匹配。

　　当然，患多动症的成年人也消耗了大量的药物：19 岁及以上的患者消耗了 44% 的药物，2008~2012 年，患多动症的成年人使用的药物的数量增加了 50% 以上。

　　为什么有这么多人服用药物呢？因为药物往往是有效的，可以减少症状，改善患者的生活。

　　例如，研究人员对 23 项关于用安非他明治疗多动症的研究的结果进行了回顾，研究涉及近 3000 名儿童。结果显示，根据父母、老师和医生的观点，安非他明有助于减少注意力不集中、多动和冲动的症状。

　　下面让我们来认识一下常见的治疗多动症的药物。

治疗多动症的药物

　　治疗多动症的药物主要有 3 类，下述的药物占治疗多动症的药物的 80%。

　　安非他明类药物（主要成分为安非他明、右旋安非他明、甲磺酸赖氨酸苯丙胺），包括阿得拉、艾德内斯（Adzenys）、迪西卷、戴安沃（Dyanavel）、艾沃蔻（Evekeo）、维万斯（Vyvanse）。

　　哌甲酯类药物，包括利他林、专注达、阿普滕索、达特纳（Daytrana）、专注灵（Focalin）、麦太达、麦斯林、奎利凡特。

　　非兴奋剂类药物（主要成分为托莫西汀），包括可乐定、择思达（Strattera）、替尼克斯。

　　其中，有些药物是短效制剂，药效持续 3~6 小时；有些药物是中效制剂，药效持续 6 小时左右；有些药物是长效制剂或缓释制剂，药效持续 6~12 小时；还有一些较新的非兴奋剂类药物的药效可以持续 24 小时。

　　但是，上述药物存在两个问题。一个问题是它们并非总有效，另一个问题是它们经常有副作用。

有效的和安全的？有时如此

治疗多动症的药物的疗效并非万无一失。

例如，研究人员与 290 位患儿的"主要看护人"（大多数是父母）讨论了治疗多动症的药物是否一直有效的问题。其中的 280 位认为，一天里至少有一段时间孩子的症状不能得到"很好的控制"，这段时间通常是清晨"做上学准备时"和"晚上做作业时"。

此外，60% 的父母认为尽管吃了药，但是孩子的症状一整天都处于"中度至重度"的程度。

总的来说，50% 以上的父母对治疗不完全满意：39% 的父母"有点儿满意"，11% 的父母"不太满意"，3% 的父母"完全不满意"。

药物的副作用对患者的影响

治疗多动症的药物还有一个令人"不太满意"的方面——有副作用。研究表明，60%~80% 服用药物的多动症儿童承受着药物带来的"轻度至中度"的副作用。以下是常见的药物副作用。

- 食欲问题，如食欲下降或没有食欲。

- 睡眠问题，如入睡困难和整晚不停醒来。

- 消化问题，如胃痛、便秘、腹泻、恶心和呕吐。

- 神经问题，如头痛、头晕、嗜睡和抽搐。

- 情绪问题，如暴躁和焦虑。

- 其他问题，如过敏样反应、口干、脱发、高热、肌痛和体重减轻。

还有一些副作用，比如失去童年的快乐，大多数研究没有把它们纳入统计。正如许多父母所说的："药物是有效的，但他再也不是原来那个孩子了。"

还有一些副作用较为罕见和严重。例如，择思达的标签上有一条加了"黑框"的警告，它的作用是提醒医生和父母，每 1000 名服用该药的患儿中就有 4 名产生自杀的念头。

此外，还有一些严重的长期副作用是由不按说明书使用药物（比如使用抗精神病药物）来治疗多动症引起的。这些副作用包括糖尿病和迟发性运动障碍（不可逆的面肌抽搐）。

甚至，一些治疗多动症的药物的副作用可能严重到使患者必须去急诊室就诊。根据美国药物滥用警告网的统计，2005~2010 年，"因治疗多动症的中枢兴奋药而去急诊室就诊的人次"增加了一倍多，从 13379 人次增加到 31244 人次。（大多数患者的年龄为 18 岁及以上。）

药物的副作用对学龄前儿童的影响

1/3 的患儿在 6 岁前就确诊了多动症。其中，30% 的患儿需要服用药物，并承受药物的副作用，比如食欲不振、出现睡眠问题、胃痛、暴躁、重复行为和想法、迟钝和社交退缩。

这些药物甚至会阻碍生长。3~5 岁的多动症儿童中，服药儿童的身高增长速度比未服药儿童的慢 20%（每年约少增长 1.52 cm），体重增长速度慢 55%（每年约少增长 1.32 kg）。

阻碍生长的副作用不仅仅会影响学龄前儿童。发表在《儿童骨科学杂志》（*Journal of Pediatric Orthopedics*）上的一篇研究报告表明，研究人员对 5000 多名 8~17 岁多动症患者的骨密度进行检测后发现，服用药物的患者的股骨（大腿骨）、股骨颈（股骨与髋骨连接处）和腰椎（下背部）的骨密度较低。

药物的滥用

对 18 岁及以上的多动症患者，尤其是大学生来说，治疗多动症的中枢兴奋药还存在另一个问题——药物滥用。一篇发表在《成瘾行为》（*Addictive Behavior*）上的研究报告表明，4%~11% 的大学生为了在学习期间更加集中注意力、学习更长时间、完成作业、减肥，或者仅仅为了"开心起来"而滥用中枢兴奋药。研究人员对一所大学的近 700 名学生进行调查后发现，在过去的一年中，有 95 名学生滥用了治疗多动症的中枢兴奋药，其中 19 名学生通过自己的处方获得了药物，73 名学生通过他人（通常是朋友）的处方获得了药物，1 名学生通过上述两种方式获得了药物，其余 2 名学生的药物来源不详。

要点。

正如我在本章开头所说的，我不反对使用药物，因为药物本身没有问题，问题在于医生通常没有综合使用各种疗法。对许多医生来说，只有药物疗法才是治疗多动症的方法。然而，药物疗法只是多动症的众多疗法中的一种，也就是说应该根据患儿独特的神经、营养、遗传和行为特点进行个性化治疗。通过这种治疗方式，药物疗法可以成为一种真正安全有效的疗法。

红景天：可与药物媲美的药草

对于注意缺陷型多动症患儿，当患儿父母想让患儿在尝试药物疗法之前尝试非药物疗法时，我有时会让患儿使用药草红景天，效果往往非常好。

红景天是一种生长于西伯利亚和北极其他地区的耐寒植物，有助于抑制多巴胺和去甲肾上腺素的分解，从而提高注意力。

从每日早餐时服用 100 mg 开始。

如果这个剂量在 2 周内没有起作用，那么我会把它增高到 200 mg：早餐时服用 100 mg，晚餐时服用 100 mg。如果 2 周内还没有起作用，那么我会把剂量增大到 300 mg：早餐、午餐和晚餐时各服用 100 mg。通常，红景天需要 1~2 个月的时间才能发挥作用，所以尽可能耐心地等待积极的结果出现。如果 2 个月后还没有明显的效果，就让孩子停止服用它。

然而，有时父母还没注意到效果，患儿自己就感觉到了，11 岁的伊桑就是如此。

在伊桑服用红景天 2 个月后，伊桑的父母告诉我这种药草不起作用，他们没有发现伊桑的行为有任何变化。但是，当我和伊桑单独谈话时，伊桑告诉我，因为一直在服用"那些胶囊"，他在课堂上更容易集中注意力了，而且完成作业所花费的时间也减少了。

这件事告诉我们，在认为一种治疗方法不起作用之前，问问患儿自己是否感觉到了不同。

尽管红景天非常安全，但还是要注意：如果你的孩子患有双相情感障碍，红景天就不适合他，因为红景天可能加重他的躁狂。此外还要注意，红景天可能使精力旺盛的孩子更活跃。

在购买红景天时要小心！检测结果表明，许多药草产品的含量并没有达到产品标签上承诺的含量。最好做一些调研，选择有信誉的产品，或者订阅一些资讯服务（如消费者实验室的资讯服务，它会发布对营养补充剂和药草补充剂的评估结果），或者看一看其他客户对补充剂的评论。

至于可靠的红景天补充剂，《红景天革命》（*Rhodiola Revolution*）的作者理查德·布朗（Richard Brown）博士和帕特里夏·格巴尔格（Patricia Gerbarg）博士在书中推荐了"美国国际"（Ameriden International）生产的洛赛维（Rosavin）。接下来，我将以他们书中的一例病例作为这一部分的结尾。

"艾丽丝 14 岁时，她的母亲带她去迪克医生（布朗博士）的诊所。经诊断，艾丽丝患有多动症和焦虑症，看到她，你就知道为什么会有这样的诊断——她的注意力非常分散，并且她很冲动，进了诊所办公室后，她立即跑到办公室的小泡泡喷泉旁，把手伸进水里。就诊期间，她无法安静地坐下来。她在房间里走来走去。毫不奇怪，艾丽丝在做作业和与同龄人交往方面存在困难。

"迪克建议艾丽丝每天服用 300 mg 红景天。服用之后，她做作业和组织的技能迅速提高了。她交到了朋友，开始跑步。几年后，她考上了大学，在大学一直表现得很好。"

使用药物疗法须知

每名多动症儿童都是一个独特的个体，一个有着独特的大脑、独特的基因、独特的生物化学成分以及在与家人、同学和朋友相处时有独特行为的人，因此他的治疗方案也应该是个性化的。

对我来说，制订个性化治疗方案应该从检测神经、遗传、营养和代谢方面的失衡开始。如果发现了失衡问题，我就会先解决，这有助于预防之后药物可能带来的副作用。如果要使用一种药物，我会让患儿从最小的剂量开始服用，然后逐渐增大剂量，这是另一种预防药物副作用的方法。

下面是使用药物疗法时应该做和不应该做的事情。

立即开始补充镁

就像我在第 1 章中指出的，90% 的多动症儿童缺乏镁，而人体的几乎所有系统和器官（包括神经和肌肉）都需要镁。

镁水平低就像多动症症状（如躁动、注意力不集中和有睡眠问题）的标准配置。镁水平低还会使你的孩子更容易遭受治疗多动症的药物的副作用（如易怒、出现睡眠问题、头痛和面肌抽搐）的影响。

这就是无论多动症儿童有没有服药，我都会让他补充镁的原因。事实上，我强烈建议在开始使用药物疗法的至少前 30 天内让患儿补充镁。你会发现孩子的症状得到了控制。即使没有，镁也会提高药物的有效性，有助于患儿免受药物副作用的影响。

检查是否存在营养素缺乏和生化物质失衡的问题

在本章的开头，我们回顾了营养成分缺乏和生化物质失衡的问题，这是遭受药物副作用影响的患儿普遍存在的问题。

其中一些失衡会导致多巴胺过量，在这种情况下，如果患儿服用提高多巴胺水平的药物，药物就会有引发易怒、睡眠问题、烦躁和攻击性等副作用。引起副作用的营养素缺乏和生化物质失衡往往有以下几种。

- 镁缺乏（见第 1 章）。

- 寡聚原花青素缺乏（见第 2 章）。

- 锂缺乏（见第 3 章）。

- 锌 / 铜失衡（见第 4 章）。

- HPHPA（梭状芽孢杆菌的有害代谢产物）过量（见第 5 章）。

- 食物过敏或食物敏感（见第 6 章），常见于 10 岁及以下的儿童。

可以带患儿去专业机构检测是否存在营养素缺乏和生化物质失衡的问题。毛发矿物质检查可以检测出矿物质镁和锂的缺乏。微生物有机酸检查可以检测出 HPHPA 过量。IgG 食物过敏检查可以检测出食物过敏。麸质 / 酪蛋白肽检查可以检测出对乳制品或小麦制品的食物敏感。

如果你的经济条件允许，我强烈建议你在孩子开始服药之前带孩子做一下相关的检查。

如果无法承担这些检查的花费，我建议你按照加减治疗计划的指导，给孩子补充镁、锂、锌和大剂量的益生菌。

如果你孩子的年龄是 10 岁及以下，我建议你避免让孩子摄入乳制品，这是最常见的过敏食物和敏感食物，也是引起多动症症状的常见因素。孩子停止摄入乳制品后，观察孩子的症状有没有减少。然后，根据加减治疗计划的步骤确定下一步该怎么做。

根据基因检测的结果确定合适的药物和剂量

我会为每名多动症儿童安排基因检测。基因检测是一项简单的测试，只需要用拭子采集脸颊内侧的唾液并对其进行检测。通过基因检测的结果，我可以知道许多信息，比如哪种药和多少剂量可能是最有效的。

儿茶酚–O–甲基转移酶（以下简称"COMT"）是调节神经递质多巴胺和去甲肾上腺素的酶。如果患儿的 COMT 基因中的"Val/Val"型基因变异，那么患儿的多巴胺有可能被快速分解，这代表他需要服用更大剂量的药物来控制症状。此外，研究表明，"Val/Val"型基因变异的患儿对哌甲酯类药物的反应可能最好。

如果患儿的 COMT 基因中的"Met/Met"型基因变异，那么患儿的多巴胺有可能被缓慢分解，这代表最好让他从服用小剂量的长效型中枢兴奋药开始，2~4 周后逐渐增大剂量。

你如果正在考虑让孩子使用药物疗法，就和他的主治医师谈一谈让孩子做基因检测的问题。我认为这是做出有效治疗决策的必要条件。事实上，一项研究的结果表明，与没有做基因检测的患儿相比，在使用药物疗法之前做了基因检测的患儿在按时服用药物方面表现得更好，原因可能是药物对做过基因检测的患儿来说是有效的，没有给他们带来难以承受的副作用。

不要认为孩子一旦开始服药就不能停药

在决定是否让孩子服用药物时许多父母会焦虑，他们倾向于认为孩子一旦开始服药就永远无法停药。我向患儿的父母保证，服用药物的行为不会伴随患儿的一生，只是一个短期的麻烦。我会观察患儿的行为有没有改善以判断药物有没有效果。我会观察药物有没有副作用，并制订相应的策略减少副作用。在 6~12 个月内，我会重新评估是否让患儿继续服药。你和主治医师同样可以这样做。

不要让 6 岁及以下的患儿服用治疗多动症的药物

对大部分多动症患者来说，治疗多动症的药物是有效的。但根据我的临床经验，6 岁及以下的患儿几乎不需要服用治疗多动症的药物。我的建议是，如果你的孩子在 6 岁以下，那么在决定让他服药之前，让他尝试一下加减治疗计划中的其他自然疗法，90% 的 6 岁及以下的患儿可以通过自然疗法控制症状。

对 6 岁及以下的患儿来说，镁缺乏、食物敏感和食物过敏的问题很常见，而且它们是引发多动症症状的主要因素。因此，补充镁以及避免食物敏感和食物过敏是最重要的两种自然疗法。

不要根据体重或身高来决定药物的剂量

许多医生会根据患儿的体重或身高来决定服药的剂量。我不认同这种做法，有时，不到 12 岁的儿童需要服用的剂量比青少年需要服用的剂量更大。

对患儿来说，确定最合适的药物剂量的唯一方法是，从尽可能小的剂量开始服用药物；每 2~4 周增大一次剂量；观察症状以确定剂量合不合适。

从小剂量开始服用药物，每 2~4 周后慢慢增大剂量（如果突然出现副作用就减小剂量）

在临床治疗中常常有这样的情况：医生开始让患儿服用的药物剂量过大，患儿承受不了药物的副作用，只能停止服药。

更好的做法是，让患儿从小剂量开始服用治疗多动症的药物。

2 周后，如果没有出现药物副作用，而患儿的症状也没有得到控制，就让患儿增大剂量。

　　4 周后，如果药物没有出现副作用但也没有效果，就让患儿把服用的剂量增大到标准剂量。

考虑使用有效的中枢兴奋药

　　对大多数患儿，我会让他们从服用最小剂量的长效型中枢兴奋药开始，比如，每天服用 18 mg 专注达或 10 mg 维万斯。

　　维万斯是胶囊，你可以打开胶囊，把里面的颗粒溶入液体，这样更容易让年龄较小的孩子服用。（许多小孩子不喜欢吞药片或药丸。）这种方法还有另一个优点，你可以把胶囊内的颗粒溶入大约 236 mL）的液体中，如果这个剂量引起了副作用，那么你很容易把剂量减小一半。

考虑用一种非兴奋剂类药物来治疗多动和冲动

　　如果患儿患的是多动型多动症，那么可以考虑让患儿服用一种非兴奋剂类药物，如替尼克斯、因图耐（Intuniv）或卡特普雷（Catapres），这些都是美国食品药品监督管理局批准用于治疗多动症的非兴奋剂类药物。根据我的经验，非兴奋剂类药物择思达是短效型药物，所以我不推荐它。

　　和中枢兴奋药一样，我会尽可能地让患儿从小剂量开始服药，每 2~4 周增大一次剂量。

　　替尼克斯是 1 mg 的药丸，我会让患儿从服用 0.5 mg 开始，每日服用 2 次。

　　因图耐是长效型的替尼克斯，有 1 mg、2 mg 和 3 mg 这 3 种剂型。我会让患儿从最小的剂量开始服药，每 2~4 周增大一次剂量。

　　卡特普雷是 0.1 mg 的药丸，我会让患儿从 1/4 或 1/2 粒药丸开始服药，每日服用 1~2 次。

　　非兴奋剂类药物最常见的副作用是嗜睡。从另一个角度看，这种药物对难以入睡的多动症儿童有帮助。

　　对严重多动、冲动和好斗的患儿来说，中枢兴奋药与非兴奋剂类药物因图耐结合使用可能是最合适的选择。

注意剂量过大的常见指征

患儿的心率增加或精力增长，或者变得暴躁或焦虑，或者迫不及待地表达想法（就像你下了 5 个订单后等快递一样），出现这类症状的原因很可能是服用的药物剂量太大了。

如果出现副作用，就换药

如果对患儿来说某种药有副作用，那么请立即换药。应从一类药物换到另一类药物（例如，把安非他明类药物阿得拉换成哌甲酯类药物利他林），在停止服用第一种药后一周左右再开始服用第二种药物。

如果一名患儿需要接受药物治疗，但药物对他来说又有副作用，那么尝试 2~3 种药后我才会放弃使用药物疗法。遗憾的是，目前无法预测哪些药对患儿有副作用，比如，服用阿得拉后，其他患儿出现胃痛和失眠的情况，但你的孩子没有出现这些问题。

要知道某些情绪上的"副作用"是药物作用减弱的表现

一些长效型药物的药效会持续 6~8 小时，如果你在早上 8 点让孩子吃药，下午 2~4 点药效就开始消失。经常出现的结果是，在药效消失后的大约 30 分钟内，孩子可能更情绪化和更敏感，比如没有缘由地哭闹，或者情绪起伏大。

这个问题经常被父母和医生忽略，其解决方法有以下几种。你可以和主治医师讨论让孩子改用更长效的药物。你可以在症状出现 1 小时前让孩子服用一次短效型药物，只要它不会干扰孩子的睡眠。你还要关心孩子，要知道药效消失的这段时间不是让他清理房间或做其他有挑战性的任务的最佳时机。

制作并使用个性化量表

为了监测药物疗法（或其他疗法）的效果，医生、儿童精神病学家和心理学家经常使用标准化的检查表和量表对患儿的症状进行观察记录。其中一些观察结果是有帮助的，尤其是与计算机化的康氏儿童行为量表（包括父母、教师和多动症儿童的问卷）相比。

然而，所有标准的量表都有一个很大的缺点，那就是标准对每个人来说都一样。但是，并非所有的多动症儿童都是一样的。恰恰相反，每名患儿都是独特的，每名患儿都有属于自己的症状和痛苦。

我建议父母制作并使用个性化量表以代替标准化量表，这样有助于发现与你的孩子和家庭关系最密切的症状并对其进行跟踪观察。你如果发现孩子服用某种药一个月后，其症状没有得到缓解，那么可以让孩子换一种药或调整服用剂量。

不要期待多动症儿童"感觉"更好

多动症儿童感觉不出药物治疗的差别，因为多动症与抑郁症这样的"感觉障碍"不同。用药物治疗抑郁症（以悲伤、绝望、内疚和冷漠为特征的一种感觉障碍）时，向患者提出类似于"你今天感觉如何？""服药后有什么感觉？"的问题是有意义的，如果患者回答"我觉得不那么难过了""我昨天真的很开心"，那就代表药物是有效的。

但是，对多动症来说，这些问题的答案不能代表药物的治疗效果。正如我在本书中曾经提到过的，多动症是一种由神经、营养、遗传和环境等因素引起脑内化学物质失衡，从而引发行为失衡的障碍。药物的治疗效果是无法"感觉"到的。事实上，如果一名患儿服用药物后感觉到了不同，原因很可能是药物有副作用。

相反，药物治疗有效果表现为行为的改善——保持专注和完成任务的能力提高了，在学校活动中表现更好了，行为更正常了（比如多动和冲动减少了）。

而且，一般情况下，考虑到孩子的年龄，这些行为方面的改善在孩子自己察觉之前，孩子的父母、兄弟姐妹和老师已经发现了。约翰尼的故事就是一个很好的例子，约翰尼的父母更早注意到了药物的效果。

在约翰尼接受药物治疗后的第一次复查中，我问他近况如何，他说"我很好，没什么变化。在学校、在家里都挺好的"。

但是，当我问约翰尼的父母情况如何时，他们说："情况非常好！他完成了所有的家庭作业，他的老师打电话告诉我们，他在学校表现得特别好。"

不要每天、每周甚至每月调整剂量（如果有问题，请参考其他非药物疗法）

一旦找到了最合适的药物和剂量，就保持该方案 6~12 个月。不要动辄因"糟糕的一天"或"糟糕的一周"而调整剂量。

要始终以孩子的个性化量表为基础，知道对你的孩子和家人来说最难应付的特殊症状和行为是什么。如果这些症状和行为正在变严重，请通过合适的非药物疗法缓解。

也许你的孩子在学业上需要更多帮助，比如家庭教师。

也许你需要使用下一章推荐的行为管理技巧。

记住，有效控制多动症症状的计划必须是一个综合的计划，考虑到了所有可能引起或加重多动症症状的因素。

如果药物有效，就使用药物

正如我在本章开头所说的，许多患儿的父母担心药物伤害孩子或不起作用。但是，按照本章的指导，让孩子服用治疗多动症的药物将是安全和有效的——减轻症状，改善行为，为孩子打开通向更快乐、更成功的生活的大门。

无论年龄多大，都要治疗多动症

你如果是一名患多动症的成年人，而且没有治疗过，那么很可能出现各种问题。

开车时，你更容易超速、发生事故、被吊销驾驶执照。结婚后，你更容易分居或离婚。你更可能对香烟或毒品上瘾，因为你可能想用这种方式缓解或忘记多动症的症状。

但是，假如即使存在这样的问题，你也依旧认为服用治疗多动症的药物等于承认"失败"（即自己不是"正常人"），那么请你再仔细考虑一下。

我为许多患者治疗过，我让他们每个人都明白他们只是有医学方面的问题，并且治疗多动症就像治疗高血压或糖尿病一样正常。这才是一种明智的、善待自己的想法。但是，很多患多动症的成年人往往发现这是很难做到的事情，因为他们在心里已经默认了从父母、老师和朋友那里听到的诸如"坏""懒惰""轻率"的评价。

此外，你要知道，成年人服用治疗多动症的药物很正常，成年多动症患者几乎消耗了一半的治疗多动症的药物。

如果你是女性患者，你要知道服药的女性患者比男性患者多，原因可能是服药的女性患者的人数正在追上来！

女孩的多动症症状常常被忽视，毕竟一个多动、冲动的男孩比一个注意力不集中、孤僻的女孩引人注目。但是，女孩的多动症症状常常被忽视并不意味着症症状会在 18 岁后消失，被忽视的原因是女孩在独自应对这些症状，而且，她们可能处理得不太好。

一名患多动症的成年女性会发现自己无法做到不停地关注细节、有条理和规划生活。她可能在每一天开始时都发誓要"有条理"地生活，却只能在剩余的时间里在乱七八糟的文件和杂物中找东西，赶着做事情，手忙脚乱……感到不知所措。

对患多动症的成年人（无论女性还是男性）来说，在接受治疗后，他们的症状都有很大的改善。

你是一名没有接受治疗的多动症患者吗？或者说，你认为你是一名没有被确诊的多动症患者吗？

无论哪种情况，你都应该去专业机构就诊。带上这本书。这本书中谈到的所有疗法，包括药物疗法，都能帮助成年多动症患者。

第13章
行为疗法
+改善行为的养育方式

你如果读了这本书的其他部分，就很清楚，治疗多动症的最佳方法是找到并消除孩子身上存在的引起或加重多动症的潜在因素。

但是，有一种因素不在孩子的大脑和身体中，医学专家称之为"环境因素"，也就是孩子的生活环境，它包括家、学校以及孩子很长时间里所处的任何环境。

例如，一名多动症儿童在一间有 30 名学生和 1 名老师的教室里是"多动的"，但在一间有 12 名学生和 2 名老师的特殊教育教室里可能"表现得很好"。因为在后面那个环境中，他有表达自己独特的活力、创造力和激情的自由，不会因这些喧闹的行为而被认为有"纪律问题"。

对孩子来说，家是最重要的环境因素之一，你在家中如何与你的孩子互动尤其重要。一项又一项的研究表明，父母如何对待患有多动症的孩子，即父母为忍受和减轻孩子的症状所采取的态度和策略，是影响孩子行为的最重要的因素之一。

这就是美国儿科学会推荐"父母和（或）老师主导的行为疗法"的原因，而且，对某些年龄的多动症儿童来说，只有在这种方法没有"显著效果"的情况下，才推荐使用药物疗法。

这也是行为疗法有几十种为个人定制的程序，并且已经有数百本关于行为疗法的图书出版的原因。（准确地说，我的研究助理统计过，有 492 本相关的图书！）

本章的目的不是取代那些程序或图书。我想通过本章的内容给作为患儿父母的你分享一些关键的行为管理策略，根据我 30 年来治疗多动症的经验，这些策略最有可能帮到你的孩子。

对你的孩子来说，你才是顶级专家

是的，就是你。

不是老师，不是朋友或亲人，不是医生，也不是其他多动症患儿的父母。

和他每天生活在一起的人是你。

最熟悉他情感的变化、他的挫折和失败、他的天赋和优点的人是你。

最了解他独特的潜力，他被症状掩盖了的活力、激情、好奇心和创造力的人是你。

要点。

最能保证你的孩子茁壮成长的策略，出自你的本能、直觉和智慧，出自你与生俱来的理解和照顾孩子的能力。有多少孩子就有多少种行为管理策略，为你的孩子制订最佳疗法的人应该是你。

永远不要忘记这个重要且令人惊讶的事实：你的孩子愿意行为正常

从 20 世纪 80 年代成为儿童精神病医生以来，在成千上万名多动症儿童第一次来我的诊所就诊时，我都会问他们一个同样的问题，就是那个我曾经问过安迪的问题——

"如果你可以用一个神奇的愿望改变一件事，这件事可以是任何事，你想改变什么？"

大多数孩子的愿望是学校消失，有 8 小时的休息时间，有只狗，有匹小马，去月球旅行，成为体育明星，或者每天吃冰激凌。

不同的孩子有着不同的愿望。

然而，大多数多动症儿童有着相似的愿望，当然，这个愿望不是每天都有一个香蕉圣代。几乎每个患儿都希望自己的行为能神奇地改善，或者自己能更专心。他们希望爸爸妈妈不再因自己而伤心难过。

不同的患儿有着相似的愿望。

感受到这么多患儿的真诚和无助，一次又一次地听到他们多么不想做"坏事"的愿望，我明白这是孩子们在为自己无法控制的症状求助。

虽然这可能令人难以相信，但是多动症儿童并不是故意任性、不听话、不集中注意力、提出无理要求、令人讨厌、走神、焦躁、咄咄逼人和懒惰的——这些词语通常用来描述患儿的多动症症状。事实上，在你试图让孩子融入家庭生活和周围的环境（比如在学校、和朋友在一起以及你不在他身边时）而束手无策时，你可能已经使用过其中某些词语。

但多动症并不是一种"行为问题"或"纪律问题"。

正如我在整本书和本章的开头所说的，多动症是一种与神经、遗传、营养和环境等因素相关的医学方面的障碍，会影响人的大脑。如果不治疗，多动症就会引发行为问题。

要点。

你的孩子不是"坏孩子"，你也不是糟糕的父母，没有人应该为孩子的多动症负责。因此，指责孩子的不良行为并试图用批评的方式来纠正孩子的行为是无用的。这就引出了下一个策略。

尽量减少批评

在我写这本书时，证实这一策略有效的科学研究结果发表了。研究结果表明，批评会加重多动症儿童的症状，而非改善他的行为。

这项研究是由美国国家心理健康研究所资助、美国佛罗里达国际大学的心理学家主持的，并且研究报告发表在《变态心理学杂志》（*Journal of Abnormal Psychology*）上。在这项研究中，心理学家招募了 515 个有 7~11 岁儿童的家庭，其中 338 名儿童患多动症，127 名儿童未患多动症。研究人员采用让家长、老师和孩子自己填写问卷的方式对多动症症状进行了为期 3 年的跟踪。

在这 3 年里，心理学家与每名家长进行了 2 次持续 5 分钟、不间断、有记录的访谈，在访谈过程中要求每名家长"和研究人员谈一谈你的孩子，谈一谈你与孩子的关系"。通过这种方式，心理学家评估了家长批评孩子的程度。

心理学家对访谈内容进行分析，并量化"针对孩子的消极或不满的"批评。例如，"查理是个很坏的孩子，他总是惹麻烦"的批评程度比"查理有时做坏事"

的高。研究人员埃丽卡·马瑟（Erica Musser）说，两者的差别在于后者是批判性地谈论孩子的行为，而前者是批判性地谈论孩子。

　　研究结果表明，持续地批判性教养（严厉、消极地评价孩子）使多动症的症状无法随着时间推移而减轻。

　　马瑟医生说："这项研究的新发现是，如果家人一直持续高强度的批评，那么随着患儿年龄的增长，症状通常会减轻这件事情就很难发生，并且症状会维持在严重的水平上。"

　　她还补充道，知道了过度批评可能使患儿更消极后，父母更容易改变自身的行为。

　　那么，父母如何防止自己"过度批评"孩子呢？如何尊重孩子，而非持续否定他呢？如何通过改变自己的行为去帮助孩子呢？我推荐父母使用"SAIL 法则"。

"SAIL 法则"：理解与尊重之旅

　　"SAIL 法则"有助于防止父母过度批评孩子，其中的"SAIL"是 4 条原则的英文缩写。

- "S"代表"症状"（symptom）。

- "A"代表"多动症"（attention-deficit hyperactivity disorder）。

- "I"代表"没关系"（it's ok）。

- "L"代表"聆听"（listen）。

接下来，让我逐条说明这个法则。

　　"S"（症状）。你的孩子可能有很多让你烦恼的表现：控制冲动的能力差、不专心、不听话、敲打东西等等。我相信在这方面你能列出一张长长的清单。但是，无论清单上列了 5 种还是 50 种表现，它们都是多动症这种医学上的问题的症状。换句话说，无论孩子的行为多么烦人，你都不应该把它视为"坏行为"，而应该把它看作一种症状。

　　你可以这样想：当你的孩子流鼻涕时，你不会说他是个"坏孩子"，而会说他有医学方面的问题（比如感冒或过敏）。而你的孩子控制不住地在家里跑来跑去是一样的，他有医学方面的问题。在没有父母帮助的情况下，你的孩子控制不住地多动，就像他不能阻止自己流鼻涕一样。

"A"（多动症）。把类似的不良行为看作症状，然后对自己说：多动症是医学方面的问题，而不是行为问题。

无论行为如何，孩子的目的都不是激怒你。孩子想表现得好，但没有你的帮助，他无法做到，批评他也无济于事。

"I"（没关系）。放眼于漫长的人生，孩子的不良行为没有什么大不了的。无论孩子做了什么让你烦恼的事情，你都要告诉自己——没关系。

"L"（聆听）。我给父母提出的最重要的一点建议是，听孩子说话非常有意义。

根据我的经验，多动症儿童有很多优点和天赋，比如他们有一种直觉，能够帮助你理解什么对他们是最好的。当你能理解孩子的直觉和创造力时，你就可以通过这种方式帮助你的孩子减轻症状。

帮助孩子的最佳方法是听孩子说了什么，然后积极地回应。当我单独和一个孩子见面并听他说话时，他往往能够清楚地说出他的父母需要的信息。

我可能会问孩子"你需要什么来帮助你更好地学习？"，他可能会告诉我，他在大声播放音乐的餐厅里学习时状态最好。然而他的父母以为让他在不容易分心的卧室里学习最好。父母以为的对孩子最好的做法，可能与孩子知道的对自己最好的做法是不一致的。

请尽快完成下述的聆听练习。

- 找到你认为对你的孩子来说最舒服的谈话地点。例如，厨房、汽车、咖啡店、卧室、院子等，任何地方都可以。事实上，边走边聊这种形式可能比坐着谈话更适合你的孩子。

- 告诉孩子，你想问他几个问题。

- 问出你的问题——你真的想知道和需要知道的、有关减轻孩子症状的问题。

- 孩子说话时不要回应。是的，如果你的孩子很小，那么他可能需要一些温暖的鼓励。但是，如果你防御性强，对他告诉你的任何事情都表现出了担忧，他就会停下来不说了。

我们的目的是聆听，让孩子带领你，尽可能地理解孩子如何与周围的世界互动，以及孩子需要什么才能表现好。

如果你把这种聆听练习发展成一种常规活动（一周至少一次，多多益善），那么你会惊讶于你的孩子告诉你的信息，以及这些信息多么有用。

为什么我的孩子总是对我说谎?

多动症儿童的父母经常告诉我，他们的孩子是个"骗子"。尽管他的谎言很容易被识破，但是他依然会说谎，比如脸上全是巧克力时竟然说"我没有吃巧克力"。

孩子撒谎有一个可以理解的原因。

几千次被告知自己把事情搞砸了之后（研究表明，到 12 岁时，多动症儿童听到的消极评价比未患多动症的儿童听到的消极评价多 2 万条），他不能再承受批评，于是试图通过说谎来保护自己。

你说，"你把外套忘在朋友家了"。他说，"没有，朋友的妈妈说她会把它带回家"。

你说，"你没关冰箱门"。他说，"不，是冰箱门坏了"。

你说，"你把衣服扔得满地都是，把它们捡起来吧"。他说，"是哥哥把它们扔在地上的"。

面对孩子的这些"谎言"，我们也可以使用"SAIL 法则"。"S"（症状）：提醒自己孩子说谎只是一种症状。"A"（多动症）：提醒自己这是多动症的症状。"I"（没关系）：提醒自己没关系。"L"（聆听）：提醒自己认真听孩子的话而非批评他说谎。走进他的世界，你可能发现，他的内心充满了悲伤、自卑和对自我的怀疑；你可能发现，对孩子来说，说他说谎比说他做事失败了更容易面对。最后，你可以找一个理由停止批评他。

放手

或许，你可以在"SAIL"的后面再加一个"L"——放手（let go）。

有种情况非常常见——患儿的父母来到我的诊所，描述某件发生在几个星期甚至几个月前的令人心烦的事，详细得就像它发生在见面前的一小时内一样。

我明白，作为多动症儿童的父母，你可能有很多感到沮丧的日子，你的生活中充满了争执和烦躁的感觉。不满的情绪只会积累而不会自动消失。但是，为了孩子和你的幸福，你需要学会放手，原谅孩子，继续前进。

治疗多动症的专家罗素·巴克利（Russell Barkley）博士在《为多动症负责》（*Taking Charge of ADHD*）中强调了这种智慧。

他写道："宽恕是最重要的原则，但在日常生活中，持续宽恕往往最难做到。"

当你发现自己脑海中重现孩子的行为时，巴克利博士建议你进行3分钟的正念冥想（见第11章），并在冥想结束时"在脑海中对孩子说'我爱你，原谅你'"。

他补充道："试着在孩子上床睡觉后或者在你晚上休息前，练习宽恕。只需要花点儿时间回顾这一天，原谅孩子的任何不当行为。放下这一天中由于孩子的不当行为或干扰产生的愤怒、怨恨、失望或其他消极的情绪。"

与关注自己的愤怒相比，更好的做法是关注实用的方法来控制孩子的症状，以便不影响他正常的表现。奖励和积极性反馈就是这样两种有效的方法。

用奖励代替惩罚

因为频繁的"不当行为"，多动症儿童会受到很多惩罚，从而产生敌意和怨恨。用奖励代替惩罚是更好的做法。

事实上，研究表明，多动症儿童比未患多动症的儿童对奖励和积极性反馈的反应更好。

在近期的一项关于这一课题的研究中，美国西北大学的神经学家和精神病学家比较了17名患多动症的男孩和17名未患多动症的男孩的短时记忆。研究人员要求这些男孩记住电脑屏幕上物体的位置，并且通过奖励（屏幕上的金钱符号）和反馈（屏幕上的绿色或红色方块）的方式让这些男孩及时知道自己表现得如何。

无论是否得到奖励或积极性反馈，未患多动症的男孩都"表现得很好"。但对患有多动症的男孩来说，只有在得到大量的奖励或积极性反馈时，他们才"表现得很好"。

最令人感兴趣的是，在记忆练习中，研究人员通过功能性核磁共振成像跟踪了男孩每一个瞬间的大脑活动。研究人员发现，患有多动症的男孩的大脑最活跃的时候，是他们因短时记忆得到大量奖励的时候。

回顾了这次的研究和以前的相关研究，科学家得出结论，"多动症儿童对外部反馈和奖励表现出更高程度的依赖"。

什么样的奖励有效呢？你认为能吸引你的孩子的任何事情，无论是奖励他额外的时间玩他最喜欢的电子游戏，还是奖励他一次晚上看电影的机会。在你想让孩子做任何任务（比如完成作业或打扫卫生）时，把奖励内容作为口头协议的一部分。此外，奖励还可以是身体上的爱抚、特殊的零食、小玩具或收藏品等。

使用积极性反馈

除了奖励，积极性反馈也有助于多动症儿童完成任务。关于积极性反馈，我们有以下两条建议。

一、立即做出反馈，否则你的孩子可能不会把反馈与他做的事情联系起来。例如，在孩子和朋友玩的时候，表扬他合作、分享和友善的行为。

二、频繁反馈。例如，在孩子做家庭作业的过程中，不断给予他积极性反馈，而非只在最后才给予反馈。

发现孩子喜欢的活动，并给予鼓励

你的孩子突然开始跑来跑去！但是，当孩子很难对自己不感兴趣的事物保持专注时，他往往能在自己擅长的事情上表现得很好。父母要注意观察孩子擅长的事情，并在这方面给予孩子鼓励和支持。

《多动症导航》（*Navigating ADHD*）的作者，教育学硕士特蕾西·古德温（Tracey Goodwin）曾说过，"帮助你的孩子——让她的热情与她的长处相匹配，并给她提供做自己感兴趣的事情的机会"。

嘉信理财的创始人查尔斯·施瓦布（Charles Schwab）也是一名多动症患者。谈到这种个人"优势"是如何帮到自己的时，施瓦布说，"我一直都知道这个事实——在数字方面我有出色的表现，尽管在阅读时我很痛苦"，"我关注自己的优势，并把自己对数字和经济的亲近感当作我职业发展的重点"。

不要把手握得太紧，否则你可能"失去"你的孩子

有太多父母告诉我，他们要成为"更坚定""更严格"或"更强硬"的父母（即所谓的"虎爸""虎妈"），用严格的纪律纠正孩子的行为，通过这种方式来帮助孩子。遗憾的是，对多动症儿童来说，这种方法从来不起作用。

曾经有一次和一名患儿的父母见面时，我要求他们想象一下，如果他们用手掌捧起一把沙子，然后把手握成拳头试图抓紧沙子。我问他们："沙子会怎么样？"答案是，沙子会从他们手中慢慢流走。

其实，多动症儿童就像沙子。你把手握得越紧（用更粗暴、更强硬或更严格的方式对待他），你与孩子之间的连接断掉的可能性就越大。

很多时候，你会感到沮丧和气愤，甚至愤怒。你会挣扎在纠结的情绪中，为你的孩子和你自己感到难过。但是，请努力记住心理学家唐·格里芬（Don Griffin）博士总结的关于多动症儿童的基本道理——

父母越试图用惯常的方法控制多动症儿童的行为，患儿的感觉就越差，而且患儿的行为不会有任何改善。

加入父母互助小组

或许与其他和你有同样烦恼的人在一起谈论这些烦恼是你最不愿意做的事情，但是，加入互助小组可以使你得到极大的安慰和深厚的友谊——小组中的这些人才是真正理解你正在经历的事情的人，并且在帮助多动症儿童方面，他们会向你分享有效且实用的方法。

米歇尔·诺沃特尼（Michele Novotni）博士曾说过："作为多动症儿童的父母，

你可能会有孤独、沮丧和被'普通'父母误解的感觉。"她是一名年轻的多动症患者的母亲，是美国注意缺陷障碍协会的前任主席和首席执行官，也是《成人多动症》（*Adult ADHD*）这本书的作者。"加入父母互助小组能使父母看到隧道尽头的灯光，使他们在前进的路途中获得支持。因此，加入互助小组对患者父母来说很重要。"

研究结果支持这一说法。例如，最近发表在《定性健康研究》（*Qualitative Health Research*）上的一篇研究报告表明，由多动症患者的父母组成的互助小组"有助于消除父母的内疚感"，并"保留他们'好父母'的身份"。一篇发表在《社区卫生与社会保健》（*Health & Social Care in the Community*）上的关于互助小组的研究报告表明，"通过情感和方法上的互相支持，小组成员成长了很多。他们获得了自尊、知识和信心，从而提高了对自身处境的控制能力"。

照顾自己，释放压力

毫无疑问，养育多动症儿童有时很有压力。一篇发表在《变态心理学杂志》上的研究报告提及了这个问题。

研究人员要求 145 名母亲和 98 名父亲（其中 60% 的人为患多动症的青少年的父母，40% 的人为未患多动症的青少年的父母）填写"青少年父母的压力指数表"（一种测量父母压力的标准量表）。

总体看来，与未患多动症的青少年的父母相比，患多动症的青少年的父母"压力水平高"，他们的压力来源于以下几个方面。

- 角色受限——感觉在生活中的角色只是父母，没有任何属于自己的时间。

- 疏离社会——被迫切断了与其他家人和朋友的联系。

- 伴侣冲突——自己和配偶都很容易发脾气，身为孩子的父母很难做出一致的决定。

- 内疚和无能的感觉——因孩子的行为而责怪自己，并认为自己是一个失败者。

- 与其他孩子的关系——因为更关注患多动症的孩子，所以很少照顾其他孩子。

加拿大多伦多大学应用心理学和人类发展系的研究人员得出结论，"消除养育压力"是身为多动症儿童的父母必须做的事情。

我同意这个观点。

减小你的压力对你和你的孩子的幸福来说很关键，因为当你的压力小时，孩子的压力也小。

让我们从给你带来压力的"内疚和无能的感觉"开始释放压力吧——

作为父母不要对自己那么苛刻，孩子的多动症不是你的错！

正如我在整本书和本章中多次重复的那样（因为它对理解和治疗多动症至关重要），多动症是一种与神经、遗传、营养和环境等因素有关的障碍。因为孩子的行为责备自己与因为孩子的容貌责备自己是一样的！

就像责备或者羞辱孩子会适得其反，责备或者羞辱自己同样会适得其反。

事实上，当不再责备自己时，你会觉得自己应该得到的是温柔的爱护，并且会开始关心自己和配偶。

关心自己最好和最容易的方法之一是——深呼吸，这是一种非常简单、快速和有效的缓解压力的方法。弗雷德·鲁斯金（Fred Luskin）博士是美国斯坦福大学"健康促进计划"的高级顾问，也是《告别压力：经科学验证的健康幸福生活的10种技巧》（*Stress Free for Good: 10 Scientifically Proven Life Skills for Health and Happiness*）的合著者。接下来我们会介绍弗雷德·鲁斯金博士的深呼吸减压技巧。

1. 吸气时，想象你的肚子是一个大气球，你正在慢慢地给它充气。

2. 慢慢吸气时，把手放在肚子上。

3. 慢慢呼气时，注意你的手，让空气从气球里出来。

4. 呼气时，确保你的腹部保持放松。

5. 至少做 2~3 次缓慢的深呼吸，确保注意力集中在腹部的起伏上。

当你感受到压力或者想对孩子大喊大叫时，使用这个技巧。当你想帮助自己入睡时，使用这个技巧。当你注意到自己的呼吸是浅的、快速的、密集的或紧张的时，使用这个技巧。

多动症儿童权利法案

大约在我首次治疗多动症时，我发现了一份很有用的文件。我在我的网站上转载了这份文件，不久它就变成网站上最受欢迎的内容！这份文件就是由露丝·哈里斯（Ruth Harris）起草，并在美国特拉华州幼儿教育协会的通讯中首次被发表的"多动症儿童权利法案"（The ADHD Child's Bill of Rights）。这一权利法案有助于每位父母更好地了解自己的患有多动症的孩子以及孩子需要什么，因此，我想用法案中提到的 10 项"权利"作为本书的结尾。

1. 帮我集中注意力。请通过我的触觉来教我，我需要"手把手"的帮助。

2. 我需要知道接下来会发生什么。请告诉我可靠的例行程序。如果有变化，请预先告知我。

3. 等等我，我还在想。请允许我按照自己的节奏行事。如果匆忙行事，我会困惑和不安。

4. 我遇到困难了，我做不到！请给我解决问题的选择。如果路被堵住了，我需要知道如何绕道。

5. 我做得对不对？我需要知道答案。请告诉我我做得怎么样。

6. 我不知道我不在自己的座位上！请提醒我停下来、思考和行动。

7. 我快做完了吗？请给我短期的工作时间和短期的目标。

8. 我没明白。请不要说"我已经告诉过你了"。用不同的说法再告诉我一遍。给我个方向。给我画个符号。

9. 我知道这些都是错的，不是应该……吗？请对我成功的部分给予赞扬。我有进步就奖励我，而非只在做得完美时才奖励我。

10. 为什么我总是因为……被吼？请让我做合适的事情，并具体地表扬我做得好的方面。即使这一天我表现很糟糕，也要告诉我，甚至告诉你自己，我做得好的部分。

参考文献

前言

1. Monastra VJ. Electroencephalographic biofeedback (neurotherapy) as a treatment for attention deficit hyperactivity disorder: rationale and empirical foundation. *Child and Adolescent Psychiatric Clinics of North America*. January 2005;14(1):55–82.

2. Volkow ND, et al. Evaluating dopamine reward pathway in ADHD: clinical implications. *JAMA*. September 9, 2009;302(10):1084–91.

3. Friedman RA. A natural fix for A.D.H.D. *New York Times*. October 31, 2014. Available at www.nytimes.com/2014/11/02/opinion/sunday/a-natural-fix-for-adhd.html.

4. Castellanos FX, et al. Developmental trajectories of brain volume abnormalities in children and adolescents with attention-deficit/ hyperactivity disorder. *JAMA*. October 9, 2002;288(14):1740–48.

5. Shaw P, et al. Attention-deficit/hyperactivity disorder is characterized by a delay in cortical maturation. *Proceedings of the National Academy of Sciences of the United States of America*. December 4, 2007;104(49):19649–54.

6. Langseth L & Dowd J. Glucose tolerance and hyperkinesis. *Food and Cosmetics Toxicology*. April 1978;16(2):129–33.

7. Monastra VJ. Electroencephalographic biofeedback (neurotherapy) as a treatment for attention deficit hyperactivity disorder: rationale and empirical foundation. *Child and Adolescent Psychiatric Clinics of North America*. January 2005;14(1):55–82.

8. Perera FP, et al. Early-life exposure to polycyclic aromatic hydrocarbons and ADHD behavior problems. *PLoS One*. November 5, 2014;9(11):e111670.

9. Russell AE, et al. Socioeconomic associations with ADHD: findings from a mediation analysis. *PLoS One*. June 1, 2015;10(6):e0128248.

10. Tewar S, et al. Association of bisphenol A exposure and attention-deficit/hyperactivity disorder in a national sample of U.S. children. *Environmental Research*. June 6, 2016;150:112–18.

11. Kofler MJ, et al. Is hyperactivity ubiquitous in ADHD or dependent on environmental demands? Evidence from meta-analysis. *Clinical Psychology Review*. June 2016;46:12–24.

12. Waber DP, et al. Impaired IQ and academic skills in adults who experienced moderate to severe

infantile malnutrition: a 40-year study. *Nutritional Neuroscience*. February 2014;17(2):58–64.

13. Barkley, RA. *Attention-Deficit Hyperactivity Disorder: A Handbook for Diagnosis and Treatment*. New York: Guilford Press; 2014.

14. Ibid.

15. Ibid.

第 1 章 神奇的矿物质

1. Rosanoff A, et al. Suboptimal magnesium status in the United States: are the health consequences underestimated? *Nutrition Reviews*. March 2012;70(3):153–64.

2. Kozielec T & Starobrat-Hermelin B. Assessment of magnesium levels in children with attention deficit hyperactivity disorder (ADHD). *Magnesium Research*. June 1997;10(2):143–48.

3. El Baza F, et al. Magnesium supplementation in children with attention deficit hyperactivity disorder. *Egyptian Journal of Medical Human Genetics*. January 1, 2016;17(1):63–70.

4. Mousain-Bosc M, et al. Improvement of neurobehavioral disorders in children supplemented with magnesium-vitamin B6.I.Attention deficit hyperactivity disorders. *Magnesium Research*. March 2006;19(1):46–52.

5. Nogovitsina OR & Levitina EV. Neurological aspects of the clinical features, pathophysiology, and corrections of impairments in attention deficit hyperactivity disorder. *Neuroscience and Behavioral Physiology*. March 2007;37(3):199–202.

6. Huss M, et al. Supplementation of polyunsaturated fatty acids, magnesium and zinc in children seeking medical advice for attention-deficit/hyperactivity problems—an observational cohort study. *Lipids in Health & Disease*. September 24, 2010;9:105.

7. Mousain-Bosc M, et al. Magnesium VitB6 intake reduces central nervous system hyperexcitability in children. *Journal of the American College of Nutrition*. October 2004;23(5):545S–548S.

8. Ghanizadeh A. A systematic review of magnesium therapy for treating attention deficit hyperactivity disorder. *Archives of Iranian Medicine*. July 2013;16(7):412–17.

9. Halterman JS, et al. Iron deficiency and cognitive achievement among school-aged children and adolescents in the United States. *Pediatrics*. June 2001;107(6):1381–86.

10. Adisetiyo V, et al. Multimodal MR imaging of brain iron in attention deficit hyperactivity disorder: a noninvasive biomarker that responds to psychostimulant treatment. *Radiology*. August 2014;272(2):524–32.

11. Chen MH, et al. Association between psychiatric disorders and iron deficiency anemia among children and adolescents: a nationwide population-based study. *BMC Psychiatry*. June 4, 2013;13:161.

12. Konofal E, et al. Iron deficiency in children with attention-deficit/ hyperactivity disorder. *Archives of Pediatrics and Adolescent Medicine*. December 2004;158(12):1113–15.

13. Juneja M, et al. Iron deficiency in Indian children with attention deficit hyperactivity disorder. *Indian Pediatrics*. November 2010;47(11):955–58.

14. Calarge C, et al. Serum ferritin and amphetamine response in youth with attention-deficit/ hyperactivity disorder. *Journal of Child and Adolescent Psychopharmacology*. December 2010;20(6):495–502.

15. Doom JR, et al. Institutional care and iron deficiency increase ADHD symptomology and lower IQ

2.5–5 years post-adoption. *Developmental Science.* May 2015;18(3):484–94.

16. Chen MH, et al. Association between psychiatric disorders and iron deficiency anemia among children and adolescents: a nationwide population-based study. *BMC Psychiatry.* June 4, 2013;13:161.

17. Sever Y, et al. Iron treatment in children with attention deficit hyperactivity disorder. A preliminary report. *Neuropsychobiology.* 1997;35(4):178–80.

18. Konofal E, et al. Effects of iron supplementation on attention deficit hyperactivity disorder in children. *Pediatric Neurology.* January 2008;38(1):20–26.

19. Konofal E, et al. Effectiveness of iron supplementation in a young child with attention-deficit/hyperactivity disorder. *Pediatrics.* November 2005;116(5):e732–34.

20. Cortese S, et al. Iron and attention deficit/hyperactivity disorder: What is the empirical evidence so far? A systematic review of the literature. *Expert Review of Neurotherapeutics.* October 2012;12(10):1227–40.

21. Black LJ, et al. Low dietary intake of magnesium is associated with increased externalising behaviours in adolescents. *Public Health Nutrition.* July 2015;18(10):1824–30.

22. Rucklidge JJ, et al. Vitamin-mineral treatment of attention-deficit hyperactivity disorder in adults: double-blind randomised placebo-controlled trial. *British Journal of Psychiatry.* 2014;204:306–15.

23. Rucklidge JJ, et al. Can micronutrients improve neurocognitive functioning in adults with ADHD and severe mood *dysregulation? A pilot study. Journal of Alternative and Complementary Medicine.* December 2011;17(12):1125–31.

24. Rucklidge JJ & Blampied NM. Post-earthquake psychological functioning in adults with attention-deficit/hyperactivity disorder: positive effects of micronutrients on resilience. *New Zealand Journal of Psychology.* 2011;40(4):51–57.

25. Rucklidge JJ, et al. Vitamin-mineral treatment of ADHD in adults: a 1-year naturalistic follow-up of a randomized controlled trial. *Journal of Attention Disorders*, in press.

26. Gordon HA, et al. Clinically significant symptom reduction in children with attention-deficit/hyperactivity disorder treated with micronutrients: an open-label reversal design study. *Journal of Child and Adolescent Psychopharmacology.* December 2015;25(10):783–98.

27. Rucklidge JJ & Kaplan BJ. Broad-spectrum micronutrient treatment for attention-deficit/hyperactivity disorder: rationale and evidence to date. *CNS Drugs.* September 2014;28(9):775–85.

第 2 章　平衡脑电波，提高专注力

1. Carper J. *Miracle Cures.* New York: HarperPerennial; 1998:221–36.

2. Dvoráková M, et al. Urinary catecholamines in children with attention deficit hyperactivity disorder (ADHD): modulation by a polyphenolic extract from pine bark (pycnogenol). *Nutritional Neuroscience.* June-August 2007;10(3–4):151–57.

3. Chovanová Z, et al. Effect of polyphenolic extract, Pycnogenol, on the level of 8-oxoguanine in children suffering from attention deficit/hyperactivity disorder. *Free Radical Research.* September 2006;40(9):1003–10.

4. Trebatická J, et al. Treatment of ADHD with French maritime pine bark extract, Pycnogenol. *European Child & Adolescent Psychiatry.* September 2006;15(6):329–35.

5. Luzzi R, et al. Pycnogenol® supplementation improves cognitive function, attention and

mental performance in students. *Panminerva Medica*. September 2011;53(3 Suppl 1):75–82.

6. Heimann SW. Pycnogenol for ADHD? *Journal of the American Academy of Child and Adolescent Psychiatry*. April 1999;38(4):357–58.

7. Okello EJ, et al. Effects of green and black tea consumption on brain wave activities in healthy volunteers as measured by a simplified Electroencephalogram (EEG): A feasibility study. *Nutritional Neuroscience*. June 2016;19(5):196–205.

8. Schmidt A, et al. Green tea extract enhances parieto-frontal connectivity during working memory processing. *Psychopharmacology*. October 2014;231(19):3879–88.

9. Gu HF, et al. Epigallocatechin-3-gallate attenuates impairment of learning and memory in chronic unpredictable mild stress-treated rats by restoring hippocampal autophagic flux. *PLoS One*. November 13, 2014;9(11):e112683.

10. Veasey RC, et al. The effect of white tea administration during performance of mentally demanding tasks in healthy, young adults. *Appetite*. 2011;57(2):566.

11. Takeda A, et al. Facilitated neurogenesis in the developing hippocampus after intake of theanine, an amino acid in tea leaves, and object recognition memory. *Cellular and Molecular Neurobiology*. October 2011;31(7):1079–88.

12. Whyte AR, et al. Cognitive effects following acute wild blueberry supplementation in 7- to 10-year-old children. *European Journal of Nutrition*, October 5, 2015.

13. Whyte AR & Williams CM. Effects of a single dose of a flavonoid-rich blueberry drink on memory in 8 to 10 y old children. *Nutrition*. March 2015;31(3):531–34.

14. Calderón-Garcidueñas L, et al. Flavonol-rich dark cocoa significantly decreases plasma endothelin-1 and improves cognition in urban children. *Frontiers in Pharmacology*. August 22, 2013;4:104.

15. Montopoli M, et al. The acute electrocortical and blood pressure effects of chocolate. *NeuroRegulation*. 2015;2(1):3–28.

16. Northern Arizona University, Flagstaff, Arizona. Eat dark chocolate to beat the midday slump, NAU study says. *NAU News*. May 7, 2015. Available at www.news.nau.edu/eat-dark-chocolate-to-beat-the-midday-slump-nau-study-says.

17. American Academy of Pediatrics. Evidence-based child and adolescent psychosocial interventions. October 2013. Available from www.aap.org/en-us/Documents/resilience_anxiety_interventions.pdf.

18. Beauregard M & Lévesque J. Functional magnetic resonance imaging investigation of the effects of neurofeedback training on the neural bases of selective attention and response inhibition in children with attention-deficit/hyperactivity disorder. *Applied Psychophysiology and Biofeedback*. March 2006;31(1):3–20.

19. Duric NS, et al. Neurofeedback for the treatment of children and adolescents with ADHD: a randomized and controlled clinical trial using parental reports. *BMC Psychiatry*. August 10, 2012;12:107.

20. Monastra VJ. Electroencephalographic biofeedback (neurotherapy) as a treatment for attention deficit hyperactivity disorder: rationale and empirical foundation. *Child and Adolescent Psychiatric Clinics of North America*. January 2005;14(1):55–82.

21. Steiner NJ, et al. In-school neurofeedback training for ADHD: sustained improvements from a randomized control trial. *Pediatrics*. March 2014;133(3):483–92.

第 3 章　消除暴躁、愤怒和攻击性的突破性自然疗法

1.　Georgotas A & Gershon S. Historical perspectives and current highlights on lithium treatment in manic-depressive illness. *Journal of Clinical Psychopharmacology*. January 1981;1(1):27–31.

2.　Ibid.

3.　Strobusch AD & Jefferson JW. The checkered history of lithium in medicine. *Pharmacy in History*. 1980;22(2):72–76.

4.　Cade JF. Lithium salts in the treatment of psychotic excitement.*Medical Journal of Australia*. September 3, 1949;2(10):349–52.

5.　Dorrego MF, et al. A randomized, double-blind, crossover study of methylphenidate and lithium in adults with attention-deficit/hyperactivity disorder: preliminary findings. *Journal of Neuropsychiatry and Clinical Neurosciences*. Summer 2002;14(3):289–95.

6.　NRC on ADHD. What we know #5: ADHD and coexisting conditions. Landover, MD: National Resource Center on ADHD; 2004.

7.　Campbell M, et al. Behavioral efficacy of haloperidol and lithium carbonate. A comparison in hospitalized aggressive children with conduct disorder. *Journal of the American Academy of Child and Adolescent Psychiatry*. July 1984;41(7):650–56.

8.　Campbell M, et al. Lithium in hospitalized aggressive children with conduct disorder: a double-blind and placebo-controlled study. *Journal of the American Academy of Child and Adolescent Psychiatry*. April 1995;34(4):445–53.

9.　Malone RP, et al. A double-blind placebo-controlled study of lithium in hospitalized aggressive children and adolescents with conduct disorder. *Archives of General Psychiatry*. July 2000;57(7):649–54.

10.　Deepmala & Coffey B. Challenges in psychopharmacological management of a young child with multiple comorbid disorders, history of trauma, and early-onset mood disorder: the role of lithium. *Journal of Child & Adolescent Psychopharmacology*. November 2014;24(9):519–24.

第 4 章　平衡的铜锌，正常的行为

1.　Toren P, et al. Zinc deficiency in attention-deficit hyperactivity disorder. *Biological Psychiatry*. December 15, 1996;40(12):1308–10.

2.　Oner O, et al. Effects of zinc and ferritin levels on parent and teacher reported symptom scores in attention deficit hyperactivity disorder. *Child Psychiatry and Human Development*. August 2010;41(4):441–47.

3.　Ibid.

4.　Yorbik O, et al. Potential effects of zinc on information processing in boys with attention deficit hyperactivity disorder. *Progress in Neuropsychopharmacology & Biological Psychiatry*. April 1, 2008;32(3): 662–67.

5.　Uçkardeş Y, et al. Effects of zinc supplementation on parent and teacher behaviour rating scores in low socioeconomic level Turkish primary school children. *Acta Paediatrica*. April 2009;98(4):731–36.

6.　Arnold LE, et al. Does hair zinc predict amphetamine improvement of ADD/hyperactivity?

International Journal of Neuroscience. January 1990;50(1–2):103–7.

7. Akhondzadeh S, et al. Zinc sulfate as an adjunct to methylphenidate for the treatment of attention deficit hyperactivity disorder in children: a double blind and randomized trial. *BMC Psychiatry*. April 8, 2004;4:9.

8. Viktorinova A, et al. Changed plasma levels of zinc and copper to zinc ratio and their possible associations with parent- and teacher- rated symptoms in children with attention-deficit hyperactivity disorder. *Biological Trace Element Research*. Janurary 2016;169(1):1–7.

9. Wines, M. Flint is in the news, but lead poisoning is even worse in Cleveland. *New York Times*. March 3, 2016. Available from www.nytimes.com/2016/03/04/us/lead-paint-contamination-persists-in-many-cities-as-cleanup-falters.html.

10. Ibid.

11. Bijoor AR, et al. Neurochemical and neurobehavioral effects of low lead exposure on the developing brain. *Indian Journal of Clinical Biochemistry*. April 2012;27(2):147–51.

12. Kim Y, et al. Association between blood lead levels (<5 μg/dL) and inattention-hyperactivity and neurocognitive profiles in school-aged Korean children. *Science of the Total Environment*. November 1, 2010;408(23):5737–43.

第 5 章 治愈肠道，助力大脑

1. Mayer EA, et al. Gut microbes and the brain: paradigm shift in neuroscience. *Journal of Neuroscience*. November 12, 2014;34(46):15490–96.

2. Perlmutter D. Brain Maker: *The Power of Gut Microbes to Heal and Protect Your Brain—for Life*. New York: Little, Brown and Company; 2015.

3. Harding KL, et al. Outcome-based comparison of Ritalin versus food-supplement treated children with AD/HD. *Alternative Medicine Review*. August 2003;8(3):319–30.

4. Mohammadi AA, et al. The effects of probiotics on mental health and hypothalamic-pituitary-adrenal axis: a randomized, double- blind, placebo-controlled trial in petrochemical workers. *Nutritional Neuroscience*. April 16, 2015.

5. Messaoudi M, et al. Assessment of psychotropic-like properties of a probiotic formulation (Lactobacillus helveticus R0052 and Bifidobacterium longum R0175) in rats and human subjects. *British Journal of Nutrition*. March 2011;105(5):755–64.

6. Shaw W. Increased urinary excretion of a 3-(3-hydroxyphenyl)- 3-hydroxypropionic acid (HPHPA), an abnormal phenylalanine metabolite of Clostridia spp. in the gastrointestinal tract, in urine samples from patients with autism and schizophrenia. *Nutritional Neuroscience*. June 2010;13(3):135–43.

第 6 章 可能对多动症儿童有害的食物

1. Bellanti JA. 59th annual meeting of the American College of Allergy, Asthma, and Immunology. 2001.

2. Rapp DJ. *Is This Your Child?: Discovering and Treating Unrecognized Allergies in Children and Adults*. New York: William Morrow Paperbacks; 1991.

3. Suarez-Lopez JR, et al. Acetylcholinesterase activity and neurodevelopment in boys and girls. *Pediatrics*. December 2013; 132(6):e1649–58.

4. Marks AR, et al. Organophosphate pesticide exposure and attention in young Mexican-American children: the CHAMACOS study. *Environmental Health Perspectives*. December 2010;118(12):1768–74.

5. Bouchard MF, et al. Attention-deficit/hyperactivity disorder and urinary metabolites of organophosphate pesticides. *Pediatrics*. June 2010;125(6):e1270–77.

6. Xu X, et al. Urinary trichlorophenol levels and increased risk of attention deficit hyperactivity disorder among US school-aged children. *Occupational and Environmental Medicine*. August 2011;68(8):557–61.

7. Environmental Working Group. EWG's 2016 Shopper's Guide to Pesticides in Produce. 2016. Available from www.ewg.org/foodnews/ summary.php.

8. U.S. Food and Drug Administration. Total Diet Study Statistics on Element Results—2006–2011. February 2016. Available from www.fda.gov/downloads/food . . . totaldietstudy/ucm184301.pdf.

9. Pelsser LM, et al. Effects of a restricted elimination diet on the behaviour of children with attention-deficit hyperactivity disorder (INCA study): a randomised controlled trial. *Lancet*. February 5, 2011;377(9764):494–503.

10. Egger J, et al. Controlled trial of oligoantigenic treatment in the hyperkinetic syndrome. *Lancet*. March 9, 1985;1(8428):540–45.

11. Pelsser LM, et al. Effects of food on physical and sleep complaints in children with ADHD: a randomised controlled pilot study. *European Journal of Pediatrics*. September 2010;169(9):1129–38.

12. Ritz BW & Lord RS. Case study: the effectiveness of a dietary supplement regimen in reducing IgG-mediated food sensitivity in ADHD. *Alternative Therapies in Health and Medicine*. May–June 2005;11(3):72–75.

13. Niederhofer H. Association of attention-deficit/hyperactivity disorder and celiac disease: a brief report. *Primary Care Companion for CNS Disorders*. 2011;13(3).

14. McCann D, et al. Food additives and hyperactive behaviour in 3-year-old and 8/9-year-old children in the community: a randomised, double-blinded, placebo-controlled trial. *Lancet*. November 3, 2007;370(9598):1560–67.

15. Nigg JT, et al. Meta-analysis of attention-deficit/hyperactivity disorder or attention-deficit/hyperactivity disorder symptoms, restriction diet, and synthetic food color additives. *Journal of the American Academy of Child & Adolescent Psychiatry*. January 2012;51(1):86–97.e8.

16. Stevenson J, et al. The role of histamine degradation gene polymorphisms in moderating the effects of food additives on children's ADHD symptoms. *American Journal of Psychiatry*. September 2010;167(9):1108–15.

第 7 章　强化脑细胞，减轻多动症

1. Woo HD, et al. Dietary patterns in children with attention deficit/hyperactivity disorder (ADHD). *Nutrients*. April 14, 2014;6(4):1539–53.

2. Hawkey E & Nigg JT. Omega-3 fatty acid and ADHD: blood level analysis and meta-analytic extension of supplementation trials. *Clinical Psychology Review*. August 2014;34(6):496–505.

3. Montgomery P, et al. Low blood long chain omega-3 fatty acids in UK children are associated with poor cognitive performance and behavior: a cross-sectional analysis from the DOLAB

study. *PLoS One*. June 24, 2013;8(6):e66697.

4. Gow RV, et al. Omega-3 fatty acids are related to abnormal emotion processing in adolescent boys with attention deficit hyperactivity disorder. *Prostaglandins, Leukotrienes and Essential Fatty Acids*. June 2013;88(6):419–29.

5. Brookes KJ, et al. Association of fatty acid desaturase genes with attention-deficit/hyperactivity disorder. *Biological Psychiatry*. November 15, 2006;60(10):1053–61.

6. Sumich A, et al. Resting state electroencephalographic correlates with red cell long-chain fatty acids, memory performance and age in adolescent boys with attention deficit hyperactivity disorder. *Neuropharmacology*. December 2009;57(7–8):708–14.

7. Hawkey E & Nigg JT. Omega-3 fatty acid and ADHD: blood level analysis and meta-analytic extension of supplementation trials. *Clinical Psychology Review*. August 2014;34(6):496–505.

8. Cooper RE, et al. The effect of omega-3 polyunsaturated fatty acid supplementation on emotional dysregulation, oppositional behaviour and conduct problems in ADHD: a systematic review and meta-analysis. *Journal of Affective Disorders*. January 15, 2016;190:474–82.

9. Milte CM, et al. Increased erythrocyte eicosapentaenoic acid and docosahexaenoic acid are associated with improved attention and behavior in children with ADHD in a randomized controlled three-way crossover trial. *Journal of Attention Disorders*. November 2015;19(11):954–64.

10. Widenhorn-Müller K, et al. Effect of supplementation with long-chain Ω-3 polyunsaturated fatty acids on behavior and cognition in children with attention deficit/hyperactivity disorder (ADHD): a randomized placebo-controlled intervention trial. *Prostaglandins,Leukotrienes and Essential Fatty Acids*. July–August 2014;91(1–2):49–60.

11. Milte CM, et al. Eicosapentaenoic and docosahexaenoic acids, cognition, and behavior in children with attention-deficit/ hyperactivity disorder: a randomized controlled trial. *Nutrition*. June 2012;28(6):670–77.

12. Yehuda S, et al. Effects of essential fatty acids in iron deficient and sleep-disturbed attention deficit hyperactivity disorder (ADHD) children. *European Journal of Clinical Nutrition*. October 2011;65(10):1167–69.

13. Barragán E, et al. Efficacy and safety of omega-3/6 fatty acids, methylphenidate, and a combined treatment in children with ADHD. *Journal of Attention Disorders*. January 24, 2014.

14. Perera H, et al. Combined Ω3 and Ω6 supplementation in children with attention-deficit hyperactivity disorder (ADHD) refractory to methylphenidate treatment: a double-blind, placebo-controlled study. *Journal of Child Neurology*. June 2012;27(6):747–53.

15. Ibid.

16. Barragán E, et al. Efficacy and safety of omega-3/6 fatty acids, methylphenidate, and a combined treatment in children with ADHD. *Journal of Attention Disorders*. January 24, 2014.

17. Bos DJ, et al. Reduced symptoms of inattention after dietary omega-3 fatty acid supplementation in boys with and without attention deficit/hyperactivity disorder. *Neuropsychopharmacology*. September 2015;40(10):2298–306.

18. Raine A, et al. Reduction in behavior problems with omega-3 supplementation in children aged 8–16 years: a randomized, double-blind, placebo-controlled, stratified, parallel-group trial. *Journal of Child Psychology and Psychiatry*. May 2015;56(5):509–20.

19. Shulkin ML, et al. Effects of omega-3 supplementation during pregnancy and youth on neurodevelopment and cognition in childhood: a systematic review and meta-analysis. *The*

FASEB Journal. 2016;30(Suppl 1):295–305.

20. Julvez J, et al. Maternal consumption of seafood in pregnancy and child neuropsychological development: a longitudinal study based on a population with high consumption levels. *American Journal of Epidemiology.* February 1, 2016;183(3):169–82.

21. Gow RV, et al. Current evidence and future directions for research with omega-3 fatty acids and attention deficit hyperactivity disorder. *Current Opinion in Clinical Nutrition & Metabolic Care.* March 2015;18(2):133–38.

22. Vaisman N, et al. Correlation between changes in blood fatty acid composition and visual sustained attention performance in children with inattention: effect of dietary n-3 fatty acids containing phospholipids. *American Journal of Clinical Nutrition.* May 2008;87(5):1170–80.

23. Manor I, et al. The effect of phosphatidylserine containing omega3 fatty-acids on attention-deficit hyperactivity disorder symptoms in children: a double-blind placebo-controlled trial, followed by an open-label extension. *European Psychiatry.* July 2012;27(5):335–42.

24. Hirayama S, et al. The effect of phosphatidylserine administration on memory and symptoms of attention-deficit hyperactivity disorder: a randomised, double-blind, placebo-controlled clinical trial. *Journal of Human Nutrition & Dietetics.* April 2014;27(Suppl 2):284–91.

25. Manor I, et al. Safety of phosphatidylserine containing omega3 fatty acids in ADHD children: a double-blind placebo-controlled trial followed by an open-label extension. *European Psychiatry.* August 2013;28(6):386–91.

26. Shulkin ML, et al. Effects of omega-3 supplementation during pregnancy and youth on neurodevelopment and cognition in childhood: a systematic review and meta-analysis. *The FASEB Journal.* 2016;30(Suppl 1):295–305.

27. Daniells S. Exciting results: Tufts/Harvard meta-analysis supports omega-3s for child brain development. NutraIngredients-USA. April 6, 2016. Available from www.nutraingredients-usa.com/Research/Exciting-results-Tufts-Harvard-meta-analysis-supports-omega-3s-for-child-brain-development.

28. Zhang J, et al. Association of serum cholesterol and history of school suspension among school-age children and adolescents in the United States. *American Journal of Epidemiology.* April 1, 2005;161(7):691–99.

29. Golomb BA, et al. The UCSD Statin Study: a randomized controlled trial assessing the impact of statins on selected noncardiac outcomes. *Controlled Clinical Trials.* April 2004;25(2):178–202.

第 8 章　添加蛋白质，解决糖造成的问题

1. Millichap JG & Yee MM. The diet factor in attention-deficit/ hyperactivity disorder. *Pediatrics.* February 2012;129(2):330–37.

2. Ibid.

3. Azadbakht L & Esmaillzadeh A. Dietary patterns and attention deficit hyperactivity disorder among Iranian children. *Nutrition.* March 2012;28(3):242–49.

4. Howard AL, et al. ADHD is associated with a "Western" dietary pattern in adolescents. *Journal of Attention Disorders.* July 2011;15(5):403–11.

5. Johnson RJ, et al. Attention-deficit/hyperactivity disorder: is it time to reappraise the role of sugar consumption? *Postgraduate Medicine.* September 2011;123(5):39–49.

6. Ibid.

7. Keller A & Bucher Della Torre S. Sugar-sweetened beverages and obesity among children and adolescents: a review of systematic literature reviews. *Childhood Obesity*. August 2015;11(4):338–46.

8. Mergenthaler P, et al. Sugar for the brain: the role of glucose in physiological and pathological brain function. *Trends in Neurosciences*. October 2013;36(10):587–97.

9. Zametkin AJ, et al. Cerebral glucose metabolism in adults with hyperactivity of childhood onset. *New England Journal of Medicine*. November 15, 1990;323(20):1361–66.

10. Girardi NL, et al. Blunted catecholamine responses after glucose ingestion in children with attention deficit disorder. *Pediatric Research*. October 1995;38(4):539–42.

11. Ibid.

12. Lacy S. *Hyperactivity/ADHD—New Solutions*. Bloomington, IN: AuthorHouse; 2004.

13. Aguirre Castaneda RL, et al. Childhood attention-deficit/ hyperactivity disorder, sex, and obesity: a longitudinal population-based study. *Mayo Clinic Proceedings*. March 2016;91(3):352–61.

14. Tipton JA. Reducing sugar-sweetened beverage intake among students: school-based programs and policies that work. *NASN School Nurse*. March 2016;31(2):102–10.

15. Schwartz DL, et al. Energy drinks and youth self-reported hyperactivity/inattention symptoms. *Academic Pediatrics*. May- June 2015;15(3):297–304.

16. Ibid.

17. Suglia SF, et al. Soft drinks consumption is associated with behavior problems in 5-year-olds. *Journal of Pediatrics*. November 2013;163(5):1323–28.

18. Ibid.

19. Hafer H. *The Hidden Drug—Dietary Phosphate: Cause of Behavioral Problems, Learning Difficulties and Juvenile Delinquency*. Armadale, WA: PHOSADD Australia; 2001.

20. DeChristopher LR, et al. Intakes of apple juice, fruit drinks and soda are associated with prevalent asthma in US children aged 2–9 years. *Public Health Nutrition*. January 2016;19(1):123–30.

21. Berentzen NE, et al. Associations of sugar-containing beverages with asthma prevalence in 11-year-old children: the PIAMA birth cohort. *European Journal of Clinical Nutrition*. March 2015;69(3):303–8.

22. Park S, et al. Regular-soda intake independent of weight status is associated with asthma among US high school students. *Journal of the Academy of Nutrition and Dietetics*. January 2013;113(1):106–11.

23. Chan TF, et al. Consumption of sugar-sweetened beverages is associated with components of the metabolic syndrome in adolescents. *Nutrients*. May 23, 2014;6(5):2088–103.

24. Bray GA & Popkin BM. Dietary sugar and body weight: have we reached a crisis in the epidemic of obesity and diabetes?: health be damned! Pour on the sugar. *Diabetes Care*. April 2014;37(4):950–56.

25. Park S, et al. Self-reported academic grades and other correlates of sugar-sweetened soda intake among US adolescents. *Journal of the Academy of Nutrition and Dietetics*. January 2012;112(1):125–31.

26. Beezhold BL, et al. Sodium benzoate-rich beverage consumption is associated with increased reporting of ADHD symptoms in college students: a pilot investigation. *Journal of Attention Disorders*. April 2014;18(3):236–41.

27. Schwartz DL, et al. Energy drinks and youth self-reported hyperactivity/inattention symptoms.

Academic Pediatrics. May– June 2015;15(3):297–304.

28. Ogden CL, et al. Consumption of sugar drinks in the United States, 2005–2008. *NCHS Data Brief.* August 2011;(71):1–8.

29. Van Lippevelde W, et al. Associations between home- and family-related factors and fruit juice and soft drink intake among 10- to 12-year-old children. The ENERGY project. *Appetite.* February 2013;61(1):59–65.

30. Ibid.

31. Battram DS, et al. Sugar-sweetened beverages: children's perceptions, factors of influence, and suggestions for reducing intake. *Journal of Nutrition Education and Behavior.* January 2016;48(1):27–34.e1.

32. Pettigrew S, et al. Factors influencing the frequency of children's consumption of soft drinks. *Appetite.* August 2015;91:393–98.

33. Drewnowski A, et al. Water and beverage consumption among children age 4–13y in the United States: analyses of 2005–2010 NHANES data. *Nutrition Journal.* June 19, 2013;12:85.

34. Park S, et al. Mothers' child-feeding practices are associated with children's sugar-sweetened beverage intake. *Journal of Nutrition.* April 2015;145(4):806–12.

35. Micha R, et al. Glycaemic index and glycaemic load of breakfast predict cognitive function and mood in school children:a randomised controlled trial. *British Journal of Nutrition.* November 2011;106(10):1552–61.

36. Fischer K, et al. Carbohydrate to protein ratio in food and cognitive performance in the morning. *Physiology and Behavior.* March 2002;75(3):411–23.

37. Cooper SB, et al. Breakfast glycaemic index and exercise: combined effects on adolescents' cognition. *Physiology & Behavior.* February 2015;139:104–11.

38. Ingwersen J, et al. A low glycaemic index breakfast cereal preferentially prevents children's cognitive performance from declining throughout the morning. *Appetite.* July 2007;49(1):240–44.

39. Baum JI, et al. Breakfasts higher in protein increase postprandial energy expenditure, increase fat oxidation, and reduce hunger in overweight children from 8 to 12 years of age. *Journal of Nutrition.* October 2015;145(10):2229–35.

40. Conners CK & Blouin AG. Nutritional effects on behavior of children. *Journal of Psychiatric Research.* 1982–1983;17(2):193–201.

41. Leidy HJ, et al. Consuming high-protein soy snacks affects appetite control, satiety, and diet quality in young people and influences select aspects of mood and cognition. *Journal of Nutrition.* July 2015;145(7):1614–22.

42. Stevens LJ. *Solving the Puzzle of Your ADD/ADHD Child: Natural Alternatives for Hard-to-Raise Children.* Springfield, IL: Charles C Thomas Pub Ltd; 2016.

43. Walsh S. How to get your kids to eat protein. Children's Healthcare of Atlanta. Available at www.strong4life.com/blog/getting-your- picky-eater-to-eat-protein.

第9章 药物的天然替代品

1. Bornstein RA, et al. Plasma amino acids in attention deficit disorder. *Psychiatry Research.* September 1990;33(3):301–6.

2. Johansson J, et al. Altered tryptophan and alanine transport in fibroblasts from boys with attention-deficit/hyperactivity disorder (ADHD): an in vitro study. *Behavioral and Brain*

Functions. September 24, 2011;7:40.

3. Kötting WF, et al. Effects of tryptophan depletion on reactive aggression and aggressive decision-making in young people with ADHD. *Acta Psychiatrica Scandinavica*. August 2013;128(2):114–23.

4. Zimmermann M, et al. The effects of acute tryptophan depletion on reactive aggression in adults with attention-deficit/hyperactivity disorder (ADHD) and healthy controls. *PLoS One*. 2012;7(3):e32023.

5. Edden RA, et al. Reduced GABA concentration in attention-deficit/hyperactivity disorder. *Archives of General Psychiatry*. July 2012;69(7):750–53.

6. Ende G, et al. Impulsivity and aggression in female BPD and ADHD patients: association with ACC glutamate and GABA concentrations. *Neuropsychopharmacology*. January 2016;41(2):410–18.

7. Hinz M, et al. Treatment of attention deficit hyperactivity disorder with monoamine amino acid precursors and organic cation transporter assay interpretation. *Neuropsychiatric Disease and Treatment*. January 26, 2011;7:31–38.

8. Ibid.

9. Coleman M, et al. A preliminary study of the effect of pyridoxine administration in a subgroup of hyperkinetic children: a double-blind crossover comparison with methylphenidate. *Biological Psychiatry*. October 1979;14(5):741–51.

10. Manor I, et al. Attention benefits after a single dose of metadoxine extended release in adults with predominantly inattentive ADHD. *Postgraduate Medicine*. September 2014;126(5):7–16.

11. Manor I, et al. Efficacy of metadoxine extended release in patients with predominantly inattentive subtype attention-deficit/hyperactivity disorder. *Postgraduate Medicine*. July 2013;125(4):181–90.

12. Dolina S, et al. Attention-deficit hyperactivity disorder (ADHD) as a pyridoxine-dependent condition: urinary diagnostic biomarkers. *Medical Hypotheses*. January 2014;82(1):111–16.

13. Adriani W, et al. Acetyl-L-carnitine reduces impulsive behaviour in adolescent rats. *Psychopharmacology*. November 2004;176(3–4):296–304.

14. Torrioli MG, et al. A double-blind, parallel, multicenter comparison of L-acetylcarnitine with placebo on the attention deficit hyperactivity disorder in fragile X syndrome boys. *American Journal of Medical Genetics*. April 1, 2008;146A(7):803–12.

15. Van Oudheusden LJ & Scholte HR. Efficacy of carnitine in the treatment of children with attention-deficit hyperactivity disorder. *Prostaglandins, Leukotrienes, and Essential Fatty Acids*. July 2002;67(1):33–38.

16. Sharif MR, et al. The relationship between serum vitamin D level and attention deficit hyperactivity disorder. *Iranian Journal of Child Neurology*. Fall 2015;9(4):48–53.

17. Goksugur SB, et al. Vitamin D status in children with attention-deficit-hyperactivity disorder. *Pediatrics International*. August 2014;56(4):515–19.

第 10 章　有益的生活方式：深度睡眠和定期锻炼

1. Efron D, et al. Use of sleep medication in children with ADHD. *Sleep Medicine*. April 2014;15(4): 472–75.

2. Bonuck K, et al. Sleep-disordered breathing in a population-based cohort: behavioral outcomes at 4 and 7 years. *Pediatrics*. April 2012;129(4):e857–65.

3. Murphy, K. Attention problems may be sleep-related. *New York Times*. April 16, 2012. Available

from www.well.blogs.nytimes.com/2012/04/16/attention-problems-may-be-sleep-related.

4. Chervin RD, et al. Sleep-disordered breathing, behavior, and cognition in children before and after adenotonsillectomy. *Pediatrics*. April 2006;117(4):e769–78.

5. Li S, et al. Sleep problems in Chinese school-aged children with a parent-reported history of ADHD. *Journal of Attention Disorders*. July 2009;13(1):18–26.

6. Paruthi S, et al. Recommended amount of sleep for pediatric populations: a statement of the American Academy of Sleep Medicine. *Journal of Clinical Sleep Medicine*. June 15, 2016;12(6):785–86.

7. Chang YS, et al. Melatonin supplementation for children with atopic dermatitis and sleep disturbance: a randomized clinical trial. *JAMA Pediatrics*. January 2016;170(1):35–42.

8. Lyon MR, et al. The effects of L-theanine (Suntheanine®) on objective sleep quality in boys with attention deficit hyperactivity disorder (ADHD): a randomized, double-blind, placebo-controlled clinical trial. *Alternative Medicine Review*. December 2011;16(4):348–54.

9. Yamadera W, et al. Glycine ingestion improves subjective sleep quality in human volunteers, correlating with polysomnographic changes. *Sleep and Biological Rhythms*. 2007;5(2):126–31.

10. Inagawa K, et al. Subjective effects of glycine ingestion before bedtime on sleep quality. *Sleep and Biological Rhythms*. 2006;4(1): 75–77.

11. Bannai M & Kawai N. New therapeutic strategy for amino acid medicine: glycine improves the quality of sleep. *Journal of Pharmacological Sciences*. 2012;118(2):145–48.

12. Moturi S & Avis K. Assessment and treatment of common pediatric sleep disorders. *Psychiatry*. June 2010;7(6):24–37.

13. Hiscock H, et al. Impact of a behavioural sleep intervention on symptoms and sleep in children with attention deficit hyperactivity disorder, and parental mental health: randomised controlled trial. *British Medical Journal*. January 20, 2015;350:h68.

14. Konofal E, et al. Sleep and ADHD. *Sleep Medicine*. August 2010;11(7):652–58.

15. Hamblin J. Exercise is ADHD medication. *The Atlantic*. September 29, 2014. Available from www.theatlantic.com/ health/archive/2014/09/exercise-seems-to-be-beneficial-to-children/380844.

16. Hillman CH, et al., Effects of the FITKids randomized controlled trial on executive control and brain function. *Pediatrics*. October 2014;134(4):e1063–71.

17. Silva AP, et al. Measurement of the effect of physical exercise on the concentration of individuals with ADHD. *PLoS One*. March 24, 2015;10(3):e0122119.

18. Weiss MD, et al. The screens culture: impact on ADHD. *Attention Deficit and Hyperactivity Disorders*. December 2011;3(4):327–34.

19. Swing EL, et al. Television and video game exposure and the development of attention problems. *Pediatrics*. August 2010;126(2):214–21.

20. Ferguson CJ. The influence of television and video game use on attention and school problems: a multivariate analysis with other risk factors controlled. *Journal of Psychiatric Research*. June 2011;45(6):808–13.

第 11 章 提高注意力，一次一呼吸

1. Kabat-Zinn J. Mindfulness-based interventions in context: past, present, and future. *Clinical Psychology: Science and Practice*. 2003;10(2):144–56.

2.　van de Weijer-Bergsma E, et al. The effectiveness of mindfulness training on behavioral problems and attentional functioning in adolescents with ADHD. *Journal of Child and Family Studies*. October 2012;21(5):775–87.

3.　Zylowska L, et al. Mindfulness meditation training in adults and adolescents with ADHD: a feasibility study. *Journal of Attention Disorders*. May 2008;11(6):737–46.

4.　Cassone AR. Mindfulness training as an adjunct to evidence-based treatment for ADHD within families. *Journal of Attention Disorders*. February 2015;19(2):147–57.

5.　van der Oord S, et al. The effectiveness of mindfulness training for children with ADHD and mindful parenting for their parents. *Journal of Child and Family Studies*. February 2012;21(1):139–47.

6.　Singh N, et al. Effects of samatha meditation on active academic engagement and math performance of students with attention deficit/hyperactivity disorder. *Mindfulness*. 2016;7(1):68–75.

7.　Cairncross M & Miller CJ. The effectiveness of mindfulness-based therapies for ADHD: a meta-analytic review. *Journal of Attention Disorders*. February 2, 2016.

8.　Zylowska L, Smalley SL, & Schwartz JM. Mindful awareness and ADHD in *Clinical Handbook of Mindfulness*. New York: Springer Science + Business Media; 2009:319–38.

9.　Ibid.

10.　Mitchell JT, et al. Mindfulness meditation training for attention-deficit/hyperactivity disorder in adulthood: current empirical support, treatment overview, and future directions. *Cognitive and Behavioral Practice*. May 2015;22(2):172–91.

11.　Ibid.

12.　Grosswald SJ, et al. Use of the transcendental meditation technique to reduce symptoms of attention deficit hyperactivity disorder (ADHD) by reducing stress and anxiety: an exploratory study. *Current Issues in Education*. 2008;10.

13.　Mehta S, et al. Multimodal behavior program for ADHD incorporating yoga and implemented by high school volunteers: a pilot study. *ISRN Pediatrics*. 2011:780745.

14.　Greenland SK. *The Mindful Child: How to Help Your Kid Manage Stress and Become Happier, Kinder, and More Compassionate*. New York: Free Press; 2010.

15.　Zylowska L. *The Mindfulness Prescription for Adult ADHD: An Eight-Step Program for Strengthening Attention, Managing Emotions, and Achieving Your Goals*. Boston: Trumpeter; 2012.

16.　Mani M, et al. Review and evaluation of mindfulness-based iPhone apps. *JMIR Mhealth and Uhealth*. August 19, 2015;3(3):e82.

第 12 章　治疗多动症的药物

1.　Strohl MP. Bradley's Benzedrine studies on children with behavioral disorders. *Yale Journal of Biology and Medicine*. March 2011;84(1):27–33.

2.　Bradley C. The behavior of children receiving benzedrine. *American Journal of Psychiatry*. 1937;94:577–85.

3.　Ibid.

4.　Ibid.

5.　Strohl MP. Bradley's Benzedrine studies on children with behavioral disorders. *Yale Journal of Biology and Medicine*. March 2011;84(1):27–33.

6. Express Scripts Lab. Turning attention to ADHD: U.S. medication trends for attention deficit hyperactivity disorder. Express Scripts Holding Company. March 2014. Available from http://lab.express-scripts.com/lab/insights/industry-updates/~/media/89fb0aba1007 43b5956ad0b5ab286110.ashx.

7. Visser SN, et al. Trends in the parent-report of health care provider-diagnosed and medicated attention-deficit/hyperactivity disorder: United States, 2003–2011. *Journal of the American Academy of Child Adolescent Psychiatry*. January 2014;53(1):34–46.e2.

8. Express Scripts Lab. Turning attention to ADHD: U.S. medication trends for attention deficit hyperactivity disorder. Express Scripts Holding Company. March 2014. Available from http://lab.express-scripts.com/lab/insights/industry-updates/~/media/89fb0aba1007 43b5956ad0b5ab286110.ashx.

9. Punja S, et al. Amphetamines for attention deficit hyperactivity disorder (ADHD) in children and adolescents. *Cochrane Database of Systematic Reviews*. February 4, 2016;2:CD009996.

10. Sallee FR. Early morning functioning in stimulant-treated children and adolescents with attention-deficit/hyperactivity disorder, and its impact on caregivers. *Journal of Child and Adolescent Psychopharmacology*. September 2015;25(7):558–65.

11. Substance Abuse and Mental Health Services Administration, Center for Behavioral Health Statistics and Quality. *The DAWN Report: Emergency Department Visits Involving Attention Deficit/Hyperactivity Disorder Stimulant Medications*. January 24, 2013. Rockville, MD. Available from www.samhsa.gov/data/sites/default/files/DAWN073/ DAWN073/sr073-ADD-ADHD-medications.pdf.

12. Visser SN, et al. Vital signs: national and state-specific patterns of attention deficit/hyperactivity disorder treatment among insured children aged 2–5 years—United States, 2008–2014. *MMWR Morbidity and Mortality Weekly Report*. May 6, 2016;65(17):443–50.

13. Ibid.

14. Howard JT, et al. Preliminary evidence of an association between ADHD medications and diminished bone health in children and adolescents. *Journal of Pediatric Orthopaedics*. September 20, 2015.

15. Gallucci AR & Martin RJ. Misuse of prescription stimulant medication in a sample of college students: examining differences between varsity athletes and non-athletes. *Addictive Behaviors*. December 2015;51:44–50.

16. Brown RP & Patricia GL. *The Rhodiola Revolution: Transform Your Health with the Herbal Breakthrough of the 21st Century. Emmaus*, PA: Rodale; 2005.

第13章　行为疗法

1. Subcommittee on Attention-Deficit/Hyperactivity Disorder, et al. ADHD: clinical practice guideline for the diagnosis, evaluation, and treatment of attention-deficit/hyperactivity disorder in children and adolescents. *Pediatrics*. November 2011;128(5):1007–22.

2. Musser ED, et al. Attention-deficit/hyperactivity disorder developmental trajectories related to parental expressed emotion. *Journal of Abnormal Psychology*. February 2016;125(2):182–95.

3. Barkley, RA. Taking Charge of ADHD: *The Complete, Authoritative Guide for Parents* (3rd ed.). New York: Guilford Press; 2013.

4. Hammer R, et al. Functional neuroimaging of visuospatial working memory tasks enables

accurate detection of attention deficit and hyperactivity disorder. *Neuroimage: Clinical*. September 1, 2015;9:244–52.

5. Ibid.

6. Goodwin TB. *Navigating ADHD: Your Guide to the Flip Side of ADHD*. Bloomington, IN: AuthorHouse; 2011.

7. Gilman L. Career advice from the corner office: famous people with ADHD. *ADDitude Magazine*. December/January 2005.

8. Novotni M. Support groups for parents of children with ADHD. *ADDitude Magazine*. Available from www.additudemag.com/adhd/ article/2535.html.

9. Frigerio A & Montali L. An ethnographic-discursive approach to parental self-help groups: the case of ADHD. *Qualitative Health Research*. June 2016;26(7):935–50.

10. Seebohm P, et al. The contribution of self-help/mutual aid groups to mental well-being. *Health and Social Care in the Community*. July 2013;21(4):391–401.

11. Wiener J, et al. Parenting stress of parents of adolescents with attention-deficit hyperactivity disorder. *Journal of Abnormal Child Psychology*. April 2016;44(3):561–74.

致　谢

感谢我的妻子朱迪（Judy），感谢她一直以来的支持、耐心和陪伴；还要感谢我的孩子朱莉娅（Julia）和内森（Nathan）。

感谢黛安娜·哈林顿（Diana Harrington）和兔子基金（Bunny Fund）的资助。

感谢考特尼·比恩和（Courtney Bean）温妮·多（Winnie To）对这项研究的支持，没有他们的帮助，我不可能写出这本书来。

感谢我的编辑米凯莱·埃尼克里科（Michele Eniclerico），感谢她为手稿提供的智慧和灵感。

感谢我的合著者比尔·戈特利布，是他让我们拥有了愉快和轻松的合作，感谢他在探讨观点的过程中所秉持的开放的思想，感谢他的努力、洞察力和能力。

感谢我们的文学经纪人克里斯·托马西诺（Chris Tomasino），感谢他认为有必要让多动症儿童的父母和患有多动症的成年人了解治疗多动症的新方法，并且有必要把我 30 年来治疗多动症的临床经验分享给更多人。